轻松学习系列丛书

轻松学习医学遗传学

主　编　吴白燕
编　者　（按姓氏笔画顺序排列）
　　　　王小竹（北京大学医学部）
　　　　杨玉霞（北京大学医学部）
　　　　吴　丹（北京大学医学部）
　　　　吴白燕（北京大学医学部）
　　　　张　涛（北京大学医学部）
　　　　黄　昱（北京大学医学部）
　　　　梁红业（北京大学医学部）

北京大学医学出版社

QINGSONG XUEXI YIXUE YICHUANXUE

图书在版编目（CIP）数据

轻松学习医学遗传学/吴白燕主编 .—北京：北京大学医学出版社，2017.1
（轻松学习系列丛书）
ISBN 978-7-5659-1486-7

Ⅰ.①轻… Ⅱ.①吴… Ⅲ.①医学遗传学—医学院校—教学参考资料 Ⅳ.①R394

中国版本图书馆 CIP 数据核字（2016）第 261472 号

轻松学习医学遗传学

主　　编：吴白燕
出版发行：北京大学医学出版社
地　　址：(100191) 北京市海淀区学院路 38 号　北京大学医学部院内
电　　话：发行部 010-82802230；图书邮购 010-82802495
网　　址：http://www.pumpress.com.cn
E‑mail：booksale@bjmu.edu.cn
印　　刷：北京瑞达方舟印务有限公司
经　　销：新华书店
责任编辑：李　娜　　责任校对：金彤纹　　责任印制：李啸
开　　本：787mm×1092mm　1/16　印张：9.5　字数：241 千字
版　　次：2017 年 1 月第 1 版　2017 年 1 月第 1 次印刷
书　　号：ISBN 978-7-5659-1486-7
定　　价：20.00 元

版权所有，违者必究

（凡属质量问题请与本社发行部联系退换）

出 版 说 明

如何把枯燥的医学知识变得轻松易学？

如何把厚厚的课本变得条理清晰、轻松易记？

如何抓住重点，轻松应试？

"轻松学习系列丛书（第1版）"自2009年出版以来，获得了良好的市场反响。为进一步使其与新版教材相契合，我们启动了第2版的改版工作。"轻松学习系列丛书（第2版）"与国家卫生计生委第8版规划教材和教育部"十二五"规划教材配套，并在前一版已有科目基础上进一步扩增了《轻松学习局部解剖学》《轻松学习药理学》《轻松学习医学细胞生物学》《轻松学习医学微生物学》《轻松学习医学遗传学》《轻松学习内科学》和《轻松学习诊断学》分册。形式上仍然沿用轻松课堂、轻松链接、轻松记忆、轻松应试等版块，把枯燥的医学知识以轻松学习的方式表现出来。

"轻松课堂"以教师的教案和多媒体课件为依据，把教材重点归纳总结为笔记形式，并配以生动的图片。节省了上课做笔记的时间，使学生可以更加专心地听讲。

"轻松记忆"是教师根据多年授课经验归纳的记忆口诀，可以帮助学生记忆知识的重点、难点。

"轻松应试"包括名词解释、选择题和问答题等考试题型，可以让学生自我检测对教材内容的掌握程度。

本套丛书编写者均为北京大学医学部及其他医学院校的资深骨干教师，他们有着丰富的教学经验。丛书的内容简明扼要、框架清晰，可以帮助医学生轻松掌握医学的精髓和重点内容，并在考试中取得好成绩。

目 录

第一章　人类基因和基因组 ………………… 1
　轻松课堂 …………………………………… 1
　　第一节　基因的概念 …………………… 1
　　第二节　基因的化学本质 ……………… 1
　　第三节　人类基因和基因组的结构
　　　　　　特点 …………………………… 2
　　第四节　基因的生物学特性 …………… 3
　　第五节　人类基因组计划 ……………… 5
　轻松应试 …………………………………… 6

第二章　基因突变 …………………………… 9
　轻松课堂 …………………………………… 9
　　第一节　基因突变的一般特性 ………… 9
　　第二节　基因突变的诱发因素 ………… 9
　　第三节　基因突变的形式与分子
　　　　　　机制 …………………………… 9
　　第四节　DNA损伤的修复 …………… 10
　轻松应试 ………………………………… 10

第三章　基因突变的细胞分子生物学
　　　　效应 ……………………………… 14
　轻松课堂 ………………………………… 14
　　第一节　基因突变导致蛋白质异常 … 14
　　第二节　基因突变引起性状改变的
　　　　　　分子生物学机制 …………… 16
　轻松应试 ………………………………… 18

第四章　单基因疾病的遗传 ……………… 22
　轻松课堂 ………………………………… 22
　　第一节　系谱与系谱分析 …………… 22
　　第二节　常染色体显性遗传病的
　　　　　　遗传 ………………………… 22
　　第三节　常染色体隐性遗传病的
　　　　　　遗传 ………………………… 23
　　第四节　X连锁显性遗传病的遗传 … 23
　　第五节　X连锁隐性遗传病的遗传 … 24
　　第六节　Y连锁遗传病的遗传 ……… 24
　　第七节　影响单基因遗传病分析的
　　　　　　因素 ………………………… 25
　轻松应试 ………………………………… 27

第五章　多基因遗传 ……………………… 32
　轻松课堂 ………………………………… 32
　　第一节　多基因遗传 ………………… 32
　　第二节　疾病的多基因遗传 ………… 33
　轻松应试 ………………………………… 34

第六章　群体遗传 ………………………… 40
　轻松课堂 ………………………………… 40
　　第一节　群体的遗传平衡 …………… 40
　　第二节　影响遗传平衡的因素 ……… 42
　　第三节　遗传负荷 …………………… 44
　轻松应试 ………………………………… 45

第七章　线粒体疾病的遗传 ……………… 49
　轻松课堂 ………………………………… 49
　　第一节　人类线粒体基因组 ………… 49
　　第二节　线粒体基因的突变 ………… 51
　　第三节　线粒体疾病的遗传特点 …… 52
　轻松应试 ………………………………… 53

第八章　人类染色体 ……………………… 56
　轻松课堂 ………………………………… 56
　　第一节　人类染色体的基本特征 …… 56
　　第二节　染色体分组、核型与显带
　　　　　　技术 ………………………… 58
　轻松应试 ………………………………… 60

第九章　染色体畸变 ……………………… 64
　轻松课堂 ………………………………… 64
　　第一节　染色体畸变发生的原因 …… 64
　　第二节　染色体数目异常及其产生
　　　　　　机制 ………………………… 64
　　第三节　染色体结构畸变及其产生
　　　　　　机制 ………………………… 67
　　第四节　染色体畸变的分子细胞生物学
　　　　　　效应 ………………………… 68
　轻松应试 ………………………………… 69

第十章　单基因遗传病 …………………… 74
　轻松课堂 ………………………………… 74
　　第一节　分子病 ……………………… 74
　　第二节　先天性代谢病 ……………… 78

轻松应试 …………………………… 81

第十一章　多基因遗传病 ……………… 86
　　轻松课堂 …………………………… 86
　　　第一节　多基因遗传病概述 ……… 86
　　　第二节　多基因遗传病实例 ……… 87
　　轻松应试 …………………………… 88

第十二章　线粒体疾病 ………………… 90
　　轻松课堂 …………………………… 90
　　　第一节　疾病过程中的线粒体变化 … 90
　　　第二节　线粒体疾病的分类 ……… 90
　　　第三节　mtDNA 突变引起的疾病 … 90
　　　第四节　nDNA 突变引起的线粒体病
　　　　　　　………………………… 93
　　轻松应试 …………………………… 93

第十三章　染色体病 …………………… 95
　　轻松课堂 …………………………… 95
　　　第一节　染色体病发病概况 ……… 95
　　　第二节　常染色体病 ……………… 96
　　　第三节　性染色体病 ……………… 98
　　　第四节　染色体异常携带者 ……… 100
　　轻松应试 …………………………… 101

第十四章　免疫缺陷 …………………… 105
　　轻松课堂 …………………………… 105
　　　第一节　红细胞抗原遗传与新生儿
　　　　　　　溶血症 …………………… 105
　　　第二节　HLA 系统与医学 ………… 106
　　　第三节　遗传性免疫缺陷病 ……… 108
　　　第四节　遗传性自身免疫病 ……… 109
　　轻松应试 …………………………… 110

第十五章　出生缺陷 …………………… 114
　　轻松课堂 …………………………… 114
　　　第一节　出生缺陷的发病率 ……… 114

　　　第二节　出生缺陷的临床特征 …… 114
　　　第三节　常见的出生缺陷 ………… 115
　　　第四节　出生缺陷的病理生理学 … 115
　　轻松应试 …………………………… 116

第十六章　肿瘤 ………………………… 119
　　轻松课堂 …………………………… 119
　　　第一节　肿瘤发生的遗传学基础 … 119
　　　第二节　癌基因 …………………… 120
　　　第三节　肿瘤抑制基因 …………… 121
　　　第四节　肿瘤的多步骤发生 ……… 122
　　轻松应试 …………………………… 122

第十七章　遗传病的诊断 ……………… 126
　　轻松课堂 …………………………… 126
　　　第一节　遗传病的诊断 …………… 126
　　　第二节　产前诊断 ………………… 128
　　轻松应试 …………………………… 129

第十八章　遗传病的治疗 ……………… 133
　　轻松课堂 …………………………… 133
　　　第一节　遗传病治疗的原则 ……… 133
　　　第二节　手术治疗 ………………… 134
　　　第三节　药物治疗 ………………… 134
　　　第四节　饮食治疗 ………………… 134
　　　第五节　基因治疗 ………………… 134
　　轻松应试 …………………………… 138

第十九章　遗传咨询 …………………… 140
　　轻松课堂 …………………………… 140
　　　第一节　遗传咨询的临床基础 …… 141
　　　第二节　遗传病再发风险率的估计
　　　　　　　………………………… 141
　　　第三节　遗传病的群体筛查 ……… 142
　　　第四节　遗传与优生 ……………… 143
　　轻松应试 …………………………… 144

第一章 人类基因和基因组

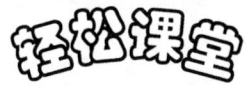

第一节 基因的概念

一、基因的基本特点

- 基因的基本概念：基因（gene）是细胞内控制遗传性状的基本单位。
- 基因的存在形式：人类基因在细胞内以染色体为载体，同时以特定的脱氧核糖核酸（DNA）片段存在。
- 基因的功能：基因通过转录和翻译两大生命过程来影响细胞内 RNA 和蛋白质的合成，进而决定个体的遗传性状。

二、影响基因功能的结构

- 编码区：编码特定功能产物的 DNA 序列。
- 侧翼序列：位于编码区两侧的 DNA 序列。
- DNA 序列的修饰：基因的 DNA 序列发生甲基化、组蛋白的乙酰化等。

> **轻松记忆**
> 可采用形象对比的方法记忆基因功能的结构："编码区"即大树的树干，"侧翼序列"即大树的头和根部，"DNA 序列的修饰区"即大树的枝叶。

第二节 基因的化学本质

一、DNA 分子的组成

- DNA 分子的基本单位是脱氧核苷酸。
- 脱氧核苷酸由磷酸、脱氧核糖和含氮碱基组成。
- 根据构成碱基的不同，脱氧核苷酸有 4 种：脱氧鸟嘌呤核苷酸、脱氧腺嘌呤核苷酸、脱氧胞嘧啶核苷酸及脱氧胸腺嘧啶核苷酸。

二、DNA 分子结构

1953 年，Watson 和 Crick 首次提出 DNA 的双螺旋结构模型。
1. 反平行双链　一条是 $5'\to 3'$ 端，另一条是 $3'\to 5'$ 端。

2. 碱基互补配对　A-T（2个氢键），G-C（3个氢键）。
3. 右手双螺旋　两条 DNA 互补链围绕一"主轴"向右盘旋形成双螺旋结构。
4. 表面功能区　大沟深、小沟浅。这是蛋白质识别并调节 DNA 序列上的遗传物质的关键区。
5. DNA 分子的多样性　DNA 链通常很长，同时 DNA 链所包含的碱基数目很多，故可以形成多种不同的 DNA 分子。

> **轻松记忆**
>
> 脱氧核苷酸有脱氧鸟嘌呤、腺嘌呤核苷酸及脱氧胞嘧啶、胸腺嘧啶核苷酸4种，每种由磷酸、脱氧核糖及含氮碱基构成，是 DNA 分子的基本单位。

第三节　人类基因和基因组的结构特点

人类基因组（human genome）是人体遗传信息的总和，包括核基因组（nuclear genome）与线粒体基因组（mitochondrial genome）。一般而言，人类基因组通常是指核基因组。

一、基因的结构

（一）基因的分类

1. 单一基因　在一个基因组中仅有一个拷贝，大多数的蛋白质基因属于这种结构形式。
2. 串联重复基因　如 45SrRNA、5SrRNA、各种 tRNA 基因以及蛋白质家族中的组蛋白基因是呈串联重复排列的。
3. 基因家族　进化来源相同，结构、功能相同或相似的一组基因。
4. 假基因　多基因家族中，不能产生功能性基因产物的基因结构。

（二）割裂基因

真核生物绝大多数结构基因的编码序列是不连续的，被非编码序列所分隔，形成由编码序列（外显子，exon）和非编码序列（内含子，intron）相间排列组成的断裂形式，称为割裂基因（split gene）。如目前已知人类最大的基因 *dystrophin* 全长达 2.5 Mb，大约由 80 个外显子和相应的内含子组成，可导致杜氏肌营养不良症（Duchenne muscular dystrophy，DMD）。

割裂基因的组成：
- 外显子和内含子。
- 外显子与内含子接头：GT-AG 法则。
- 侧翼序列，主要包括启动子、增强子以及终止子等。

二、基因组的组成

（一）单拷贝序列

单拷贝序列的长度在 800~1000 bp，在基因组中仅有单一拷贝或少数拷贝。

（二）重复多拷贝序列

在基因组中有许多拷贝数，根据拷贝数又可分为高度重复序列（重复拷贝数超过 10^6）及中度重复序列（拷贝数为 $10\sim 10^6$ 不等）。

1. 串联重复
- 卫星 DNA（satellite DNA）或简单序列 DNA：大多数重复次数多（高度重复），长度可达 10^5 bp，位于染色体的异染色质区。
- 小卫星 DNA（minisatellite DNA），又叫可变数目串联重复（variable number of tandem repeat，VNTR）：以 15~100 bp 为重复单位（常富含 GC），重复 20~50 次。
- 微卫星 DNA（microsatellite DNA）或短串联重复（short tandem repeat，STR）：重复序列为 1~6 bp，位于基因组的间隔序列和内含子等非编码区内。

2. 散在重复
- 短散在核元件（short interspersed nuclear elements，SINES）：100~500 bp，如 Alu 家族（Alu family）。
- 长散在核元件（long interspersed nuclear elements，LINES）：6000~7000 bp，如 *Kpn* I 家族（*Kpn* I family）。

第四节 基因的生物学特性

基因功能的实现，依赖于 DNA 复制、转录和翻译，可概括为遗传信息传递的"中心法则"。"中心法则"的主要内容如下：
- DNA 是自身复制的模板。
- DNA 通过转录将遗传信息传递给 RNA。
- RNA 通过翻译将遗传信息表达成蛋白质。

一、遗传信息的储存单位

（一）遗传密码

4 种碱基以三联体形式组合成 4^3 种遗传密码，其中，61 个密码子分别为 20 种氨基酸编码，其余 3 个不编码氨基酸，为蛋白质合成的终止信号，即终止密码子。

（二）遗传密码的特性

1. 通用性　几乎通用整个生物界。
2. 简并性　某些氨基酸可由两种以上的遗传密码所编码，称为遗传密码的简并性（degeneracy）。
3. 起始密码和终止密码　当 AUG 位于 mRNA 的 5′ 端的起始处，则是蛋白质合成的起始信号，称为起始密码子；UAA、UAG 和 UGA 不编码任何氨基酸，而是作为肽链合成的终止信号，故为终止密码子。

二、基因的自我复制

基因的复制是伴随着 DNA 复制而实现的，DNA 的复制方式为半保留复制。

（一）DNA 双螺旋结构解旋为两条单股的多核苷酸链

复制的起点是特异的，由特定的碱基序列组成。

（二）DNA 分子的每一股单链都可作为模板进行自我复制

DNA 新链的复制过程具有如下特点：

1. 互补性。
2. 半保留性。
3. 反向平行性　复制时，如模板链是 $5'\rightarrow 3'$，那么新合成的子链就是 $3'\rightarrow 5'$。
4. 不对称性。
5. 不连续性。

三、基因表达

基因表达（gene expression）是指储存在基因中的遗传信息通过转录和翻译，转变为特定蛋白质或酶分子，进而决定生物各种性状（表型）的过程。

（一）转录

以 DNA 的 $3'\rightarrow 5'$ 单链（反编码链）为模板，在 RNA 聚合酶作用下合成 RNA 的过程称为转录（transcription）。

1. 转录过程
- 起始阶段：RNA 聚合酶 Ⅱ 与启动子结合。
- 延伸过程：沿着模板链的 $3'\rightarrow 5'$ 方向。
- 终止：终止信号。

2. 转录产物的加工和修饰
- 剪接：剪接酶切除内含子非编码序列，连接酶将外显子编码序列逐段连接。
- 戴帽：初级转录物的 $5'$ 端加上 "7-甲基鸟嘌呤核苷酸" 帽子（m^7GpppN）。
- 加尾：初级转录物均需在 $3'$ 端加上 "多聚腺苷酸（poly A）" 尾。

（二）翻译

翻译是以 mRNA 为模板指导蛋白质合成的过程。

（三）RNA 编辑及其意义

编辑过程：

1. 尿嘧啶核苷酸的加入或删除。
2. C→U，A→G 或 G→A 的 RNA 碱基转换。
3. C→G，G→C 或 U→A 的碱基颠换。编辑从 mRNA 的 $3'\rightarrow 5'$ 方向进行。

四、基因表达的调控

不同细胞中特异表达的基因称为奢侈基因（luxury gene）。而在体细胞中均能被表达的基因称为持家基因（housekeeping gene）。基因表达的调控主要体现在奢侈基因上，包括转录前、转录水平、转录后、翻译和翻译后等五个水平。

第一章　人类基因和基因组

> **轻松记忆**
>
> 遗传密码中有几个关键的数字：4、三、4^3、61、20。4 种碱基原料，三联体方式排列组合成 4^3 种密码子，61 个密码子编码成 20 种氨基酸，3 个密码子为终止密码子。

第五节　人类基因组计划

"人类基因组计划（human genome project，HGP）"是 20 世纪 90 年代初开始的全球范围的全面研究人类基因组的重大科学项目。

HGP 的整体目标是阐明人类遗传信息的组成和表达，为人类遗传多样性的研究提供基本数据。从 1990—2004 年，HGP 的重点在于研究人类基因组的结构，属于基因组学的最基础的结构基因组学（structural genomics）研究。HGP 是奠定阐明人类所有基因功能的功能基因组学（functional genomics）研究的基础。

一、结构基因组学

结构基因组学主要包括遗传图、物理图、转录图与序列图的制作。

（一）遗传图

遗传图（genetic map）又称"连锁图（linkage map）"。它是以具有遗传多态性的遗传标记（RFLP、STR 及 SNP）作为"位标"，以遗传学距离厘摩（centi-Morgan，cM）为"图距"的基因组图。

（二）物理图

物理图（physical map）是以一段已知核苷酸序列的 DNA 片段，称为序列标签位点（sequence tagged site，STS）为"位标"，以 bp、kb 和 Mb 作为图距的基因组图。

（三）转录图

转录图（transcription map）即 mRNA（或 cDNA）序列，cDNA 片段称为表达序列标记（expressed sequence tag，EST）或"表达序列"图。

（四）序列图

序列图（sequence map）是人类基因组的核苷酸序列图即分子水平的最高层次的、最详尽的物理图。

二、后基因组时代

2004 年 10 月 21 日，*Nature* 杂志公布了人类基因组的完成序列，标志着 HGP 已进入后基因组即功能基因组学时代（post-genome era），包括人类基因组多样性计划、比较基因组学、工业基因组学、药物基因组学、疾病基因组学以及蛋白质组学等方面。

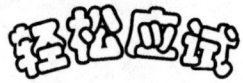

一、选择题

【A 型题】

1. 基因的一般存在形式是
   A. RNA 片段
   B. DNA 片段
   C. mRNA 片段
   D. tRNA 片段
   E. rRNA 片段

2. 微卫星 DNA 一般出现在
   A. 割裂基因
   B. 编码 DNA
   C. 假基因
   D. 非编码 DNA
   E. 外显子

3. 基因表达时，遗传信息的基本起始点是
   A. RNA
   B. mRNA
   C. DNA
   D. rRNA
   E. 蛋白质

4. 基因表达时，遗传信息传递的基本法则是
   A. DNA→tRNA→蛋白质
   B. RNA→DNA→蛋白质
   C. DNA→mRNA→蛋白质
   D. DNA→rRNA→蛋白质
   E. DNA→hnRNA→蛋白质

5. 在人类基因组计划中，我国承担的序列分析工作是
   A. 2 号染色体短臂
   B. 3 号染色体短臂
   C. 4 号染色体短臂
   D. 5 号染色体短臂
   E. 6 号染色体短臂

6. 人类基因组计划中结构基因组学图谱的制作**不包括**
   A. 遗传图
   B. 物理图
   C. 转录图
   D. 翻译图
   E. 序列图

7. 人类基因组计划物理图研究所用的位标是
   A. STR
   B. SNP
   C. STS
   D. RFLP
   E. EST

8. 真核生物基因表达调控的特点是
   A. 增殖调控
   B. 发育调控
   C. 分裂调控
   D. 分化调控
   E. 生长调控

9. 遗传密码的 4 种碱基可以形成 64 种遗传密码，其中分别为 20 种氨基酸编码的密码子有
   A. 60 个
   B. 61 个
   C. 62 个
   D. 63 个
   E. 64 个

10. 以下密码子中，可作为起始密码子的是
    A. UAG
    B. AUC
    C. AUG
    D. ATG
    E. TAG

11. 以三联体形式构成遗传密码的碱基一般是指
    A. ATUC
    B. ATCG
    C. AUCG
    D. AGCU

E. AUTG

12. 一种组织细胞中通常只有一种或几种蛋白质发挥优势作用，这些特异表达的基因称为
    A. 奢侈基因
    B. 单一基因
    C. 假基因
    D. 持家基因
    E. 基因家族

13. 目前已知人类最大的基因是
    A. 导致DMD的dystrophin基因，大约由80个外显子和相应的内含子组成
    B. 导致DMD的huntingtin基因，大约由80个外显子和相应的内含子组成
    C. 导致DMD的dystrophin基因，大约由85个外显子和相应的内含子组成
    D. 导致DMD的huntingtin基因，大约由85个外显子和相应的内含子组成
    E. 导致DMD的Alu基因，大约由85个外显子和相应的内含子组成

【B型题】

（14～16题共用备选答案）
    A. 奢侈基因
    B. 基因家族
    C. 假基因
    D. 持家基因
    E. 割裂基因

14. 几乎在一切体细胞中均能被表达的基因称为

15. 与有功能的正常基因有很大的同源性，但由于不能表达而没有功能的核苷酸序列是

16. 在已克隆的许多基因中，有些基因不完全是单拷贝，有的是重复的多拷贝，则该类基因是

（17～19题共用备选答案）
    A. 遗传图
    B. 转录图
    C. 物理图
    D. 序列图
    E. 功能图

17. 图谱制作中需要用到厘摩为图距单位的是

18. 旨在鉴别人类基因组中全部基因的位置、结构与功能的基因的图谱是

19. 图谱研究所用的位标是STS的是

（20～22题共用备选答案）
    A. 单一基因
    B. 结构基因
    C. 外显子
    D. 内含子
    E. 侧翼序列

20. 人类基因组的功能序列包括

21. 人类割裂基因中的编码序列为

22. 每个割裂基因中第一个外显子的上游和最末一个外显子的下游，都有一段不被转录的非编码区为

【X型题】

23. 下列有可能携带生命有机体遗传信息的是
    A. 糖类
    B. RNA
    C. 蛋白质
    D. DNA

24. 人类的基因或人类基因组中的序列根据功能可分为几大类，主要包括
    A. 假基因
    B. 单一序列
    C. 基因家族
    D. 串联重复基因

25. DNA复制过程的特点有
    A. 互补性
    B. 半保留性
    C. 反向平行性
    D. 不连续性

26. 人类的结构基因一般包括
    A. 外显子
    B. 内含子
    C. 侧翼序列
    D. 串联重复序列

27. 在结构基因组学的研究中，旨在发现所有人类基因并阐明其在染色体上的位置，破译人类全部遗传信息，以期制作的图谱是

A. 遗传图
B. 物理图
C. 转录图
D. 序列图

28. 每个割裂基因中第一个外显子的上游和最末一个外显子的下游，都有一段不被转录的非编码区，主要包括
A. 启动子
B. 增强子
C. 终止子
D. 内含子

29. 简单的基因 DNA 序列表达为有功能的蛋白质的过程主要包括
A. DNA 转录成 RNA
B. RNA 加工

C. mRNA 翻译
D. 翻译后修饰

30. 人类基因组计划中的结构基因组学遗传图研究中用到的遗传标记主要有
A. EST
B. RFLP
C. STR
D. SNP

31. 人类遗传密码具有一定的特性，主要包括
A. 遗传密码具有一定的通用性
B. 遗传密码具有一定的简并性并有利于保持物种的稳定性
C. 几种遗传密码可编码同一种氨基酸，一种遗传密码也可编码多种氨基酸
D. 每种遗传密码都会编码相应的氨基酸

二、名词解释

1. 割裂基因（split gene）
2. 奢侈基因（luxury gene）
3. 假基因（pseudogene）
4. 基因组（genome）
5. 遗传密码（genetic code）

三、问答题

1. 1953 年，Watson 和 Crick 首次提出 DNA 的双螺旋结构模型，请简述该模型的主要内容。
2. 简述 DNA 复制过程中的主要特点。
3. 简述遗传密码的主要特点。
4. 简述人类基因组计划的主要目标及任务。

选择题参考答案

【A 型题】
1. B 2. D 3. C 4. C 5. B 6. D 7. C 8. B 9. B 10. C 11. C 12. A 13. A

【B 型题】
14. D 15. C 16. B 17. A 18. B 19. C 20. A 21. C 22. E

【X 型题】
23. BD 24. ABCD 25. ABCD 26. ABC 27. ABCD 28. ABC 29. ABCD 30. BCD
31. ABC

（杨玉霞）

第二章 基因突变

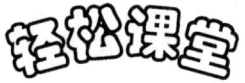

突变（mutation）指的是在一定内、外环境因素的作用和影响下，遗传物质可能发生的某些变化。广义上的突变既包括染色体数目的异常，也包括DNA碱基序列的变化，后者即为狭义上的基因突变。

第一节 基因突变的一般特性

1. 多向性。
2. 重复性。
3. 随机性。
4. 稀有性。
5. 可逆性。
6. 有害性。

第二节 基因突变的诱发因素

根据突变发生的原因，基因突变可分为自发突变和诱发突变。
物理因素：紫外线、电离和电磁辐射等。
化学因素：羟胺类、亚硝酸类化合物、碱基类似物、芳香族化合物、烷化剂类物质等。
生物因素：病毒、细菌与真菌等。

第三节 基因突变的形式与分子机制

一、静态突变

静态突变是指一般基因突变的发生总是以相对稳定的频率发生，并能在世代间进行传递。

（一）点突变

DNA多核苷酸序列中发生了单个碱基或碱基对的改变称为点突变（point mutation）。

1. 碱基替换
（1）同类碱基之间的替换，称为转换（transition）。
（2）不同类碱基之间的替换，称为颠换（transvertion）。
- 同义突变：不改变氨基酸编码。
- 无义突变：编码密码子形成终止密码子。

- 终止密码突变。
- 错义突变：编码某种氨基酸的密码子变成另外一种氨基酸的密码子的突变。

2. 移码突变　由于基因组 DNA 多核苷酸链中碱基对的插入或缺失，以致自插入或缺失点之后部分的或所有的三联体遗传密码子组合发生改变的基因突变形式称为移码突变。

（二）片断突变

片断突变是指 DNA 分子中某些小的序列片段的缺失、重复或重排。

二、动态突变

某些单基因遗传性状的异常改变或疾病的发生，是由于 DNA 分子中某些短串联重复序列，尤其是基因编码序列或侧翼序列的三核苷酸重复扩增所引起，同时因为这种三核苷酸的重复次数可随着世代交替的传递而呈现逐代递增的累加突变效应，故称为动态突变（dynamic mutation）。由动态突变所引起的疾病统称为三核苷酸重复扩增病（trinucleotide repeat expansion diseases, TREDs），如脆性 X 染色体综合征及亨延顿舞蹈症等。

> **轻松记忆**
> 　　基因突变很特殊，有静、有动。世代间可进行稳定传递的就是静态突变，世代间动态传递的才是动态突变。静态突变分为碱基的点和片段突变，动态突变一般为三核苷酸的重复扩增。

第四节　DNA 损伤的修复

一、紫外线引起的 DNA 损伤修复

1. 光复活修复。
2. 切除修复　需要用到核酸内切酶、DNA 聚合酶及 DNA 连接酶。
3. 重组修复　能将 DNA 损伤进行稀释的修复方式。

二、电离辐射引起的 DNA 损伤修复

1. 超快修复。
2. 快修复。
3. 慢修复。

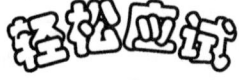

一、选择题

【A 型题】

1. 紫外线照射造成的细胞内遗传物质损伤主　　要表现为

A. DNA 片段断裂
B. 嘧啶二聚体的形成
C. 嘌呤二聚体的形成
D. 嘧啶与嘌呤的颠换
E. DNA 序列改变

2. 引起染色体和 DNA 分子多核苷酸链的断裂，进而导致 DNA 序列发生重排的因素是
   A. 亚硝酸
   B. 羟胺类
   C. 紫外线
   D. 电离辐射
   E. 甲醛

3. 可引起 DNA 分子中胞嘧啶（C）发生化学组分改变而不能与其互补碱基正常配对的因素是
   A. 紫外线
   B. 电离辐射
   C. 羟胺类
   D. 焦宁类
   E. 亚硝酸

4. 可诱导 DNA 分子中的碱基脱氨基作用，进而造成碱基分子结构及化学性质改变的因素是
   A. 紫外线
   B. 焦宁类
   C. 亚硝酸
   D. 甲醛
   E. 羟胺类

5. 可取代正常碱基进而引起突变的因素是
   A. 吖啶类
   B. 焦宁类
   C. 5-溴尿嘧啶
   D. 甲醛
   E. 羟胺类

6. 可嵌入 DNA 序列进而导致 DNA 发生移码突变的是
   A. 亚硝酸
   B. 焦宁类
   C. 5-溴尿嘧啶
   D. 甲醛
   E. 羟胺类

7. 可导致 DNA 核苷酸发生烷化进而导致发生错配的因素是
   A. 亚硝酸
   B. 焦宁类
   C. 5-溴尿嘧啶
   D. 甲醛
   E. 羟胺类

8. 由于 DNA 分子中某些短串联重复序列重复扩增的累加效应引起的突变为
   A. 静态突变
   B. 移码突变
   C. 动态突变
   D. 片段突变
   E. 颠换

9. 同类碱基之间发生替换的突变称为
   A. 静态突变
   B. 移码突变
   C. 转换
   D. 动态突变
   E. 颠换

10. 不同类碱基之间发生替换的突变称为
    A. 静态突变
    B. 移码突变
    C. 转换
    D. 动态突变
    E. 颠换

11. DNA 碱基发生了替换，但并不改变氨基酸编码的基因突变为
    A. 静态突变
    B. 同义突变
    C. 错义突变
    D. 无义突变
    E. 移码突变

12. 由于碱基替换而使编码密码子形成终止密码的突变为
    A. 静态突变
    B. 同义突变
    C. 错义突变
    D. 无义突变
    E. 移码突变

13. 由于碱基替换而使编码某种氨基酸的密码子变成另外一种氨基酸的密码子的突变为
    A. 静态突变

B. 同义突变
C. 错义突变
D. 无义突变
E. 移码突变

14. 由于碱基替换而使终止密码子变成具有氨基酸编码功能的遗传密码子的突变为
    A. 静态突变
    B. 终止密码突变
    C. 错义突变
    D. 无义突变
    E. 移码突变

15. DNA 分子中某些小的序列片段发生了缺失、重复或重排的突变为
    A. 静态突变
    B. 片段突变
    C. 错义突变
    D. 无义突变
    E. 移码突变

16. 下列碱基替换属于转换的是
    A. A 和 G
    B. A 和 T
    C. A 和 C
    D. G 和 T
    E. G 和 C

17. 下列碱基替换属于颠换的是
    A. A 和 G
    B. G 和 T
    C. T 和 U
    D. C 和 T
    E. U 和 C

18. 能将物理因素如紫外线诱导的 DNA 突变进行稀释的 DNA 修复方式为
    A. 光复活修复
    B. 切除修复
    C. 重组修复
    D. 错配修复
    E. 快修复

【B 型题】

(19～21 题共用备选答案)
    A. 静态突变
    B. 动态突变
    C. 片段突变
    D. 转换
    E. 颠换

19. 染色体结构畸变属于
20. 导致脆性 X 染色体综合征的基因突变属于
21. 碱基 T 替换成碱基 C 属于

(22～23 题共用备选答案)
    A. 亚硝酸
    B. 吖啶
    C. 5-溴尿嘧啶
    D. 氮芥
    E. 羟胺类

22. 可通过分子构象改变进而可与不同碱基发生配对的化学物质为
23. 可引起 DNA 发生移码突变的因素是

(24～25 题共用备选答案)
    A. 亚硝酸
    B. 羟胺类
    C. 紫外线
    D. 电离辐射
    E. 甲醛

24. 可引起 DNA 形成胸腺嘧啶二聚体的因素是
25. 可引起染色体结构畸变的因素是

【X 型题】

26. 基因突变的一般特性包括
    A. 单向性
    B. 多向性
    C. 重复性
    D. 随机性

27. 诱发基因突变的化学因素包括
    A. 芳香族化合物
    B. 羟胺类
    C. 碱基类似物
    D. 紫外线

28. 点突变包括
    A. 碱基替换

B. 移码突变

C. 重组

D. 重复

29. 片段突变包括

A. 移码突变

B. 缺失

C. 重组

D. 重排

30. 下列属于动态突变的疾病是

A. 脊髓肌萎缩（SBMA）

B. 脆性 X 染色体综合征

C. 半乳糖血症

D. 亨延顿舞蹈症

31. 重组修复需要的酶有

A. DNase

B. RNA 聚合酶

C. DNA 聚合酶

D. DNA 连接酶

32. 切除修复需要的酶有

A. DNase

B. 核酸内切酶

C. DNA 聚合酶

D. DNA 连接酶

二、名词解释

1. 基因突变（gene mutation）
2. 点突变（point mutation）
3. 无义突变（non-sense mutation）
4. 动态突变（dynamic mutation）
5. 移码突变（frame-shift mutation）

三、问答题

1. 简述基因突变的定义、特点及类型。
2. 简述基因突变的诱发因素及修复机制。

选择题参考答案

【A 型题】

1. B 2. D 3. C 4. C 5. C 6. B 7. D 8. C 9. C 10. E 11. B 12. D 13. C
14. B 15. B 16. A 17. B 18. C

【B 型题】

19. C 20. B 21. D 22. C 23. B 24. C 25. D

【X 型题】

26. BCD 27. ABC 28. AB 29. BCD 30. ABD 31. CD 32. BCD

（杨玉霞）

第三章 基因突变的细胞分子生物学效应

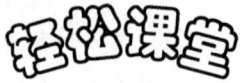

第一节 基因突变导致蛋白质异常

基因突变可导致蛋白质异常，涉及合成异常、功能异常、表达类型改变，并涉及蛋白质病理效应与临床表型的关系。

一、基因突变导致蛋白质合成异常

基因突变影响正常蛋白质合成，导致细胞功能损害并引起疾病。

（一）原发性损害（primary abnormalities）

突变影响 RNA 的正常转录以及转录后的修饰、剪辑，或直接改变了多肽链中氨基酸的组成和序列，从而使其正常功能丧失。

（二）继发性损害（secondary abnormalities）

突变干扰肽链的翻译合成过程或翻译后的修饰和加工，甚至通过对蛋白质各种辅助因子的影响，间接地导致蛋白质功能的异常。

基因突变影响
1. 蛋白质的正常合成量
2. 蛋白质的正常结构
3. 蛋白质的正常亚细胞定位
4. 蛋白质与辅基或辅助因子的结合或解离
5. 蛋白质与亚基及其他因子的结合或组装

二、基因突变导致蛋白质功能异常

基因突变导致蛋白质结构或数量异常，影响蛋白质功能，从而产生多种细胞分子生物学效应（图 3-1）。

基因突变效应
1. 功能丢失
2. 功能获得
3. 获得新特性
4. 异时或异位基因表达
5. 显性负效应

（一）功能丢失突变

功能丢失的突变（loss-of-function mutation）是最常见的突变表现形式。无论是编码序列，还是调节序列的突变，大多会导致蛋白质正常功能的丧失。同时，由于突变蛋白稳定性的降低，使得相关蛋白质在细胞内的含量相应地下降。

（二）功能获得突变

功能获得的突变是由于突变导致蛋白质功能的增强而导致的细胞生理功能异常现象。其可能的原因可能是质变效应，或是量变效应。前者是突变造成的蛋白质结构改变所致；后者则是调控序列突变，使蛋白质合成数量增加的结果。

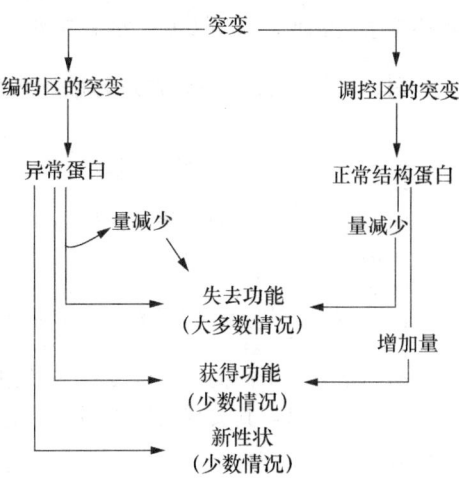

图 3-1 基因突变导致蛋白质功能异常的效应

（三）获得新特性突变

获得新特性突变是由于突变使蛋白质形成新的异常特性的突变类型。例如镰状细胞贫血患者 β 珠蛋白基因点突变导致的异常血红蛋白也有一定的氧合运输功能。但是，在氧分压较低或缺氧的情况下，会表现出相互聚集的特性，导致红细胞的镰状变形，易损伤细胞而引发溶血性贫血。

（四）异时或异位基因表达

某些基因突变发生在调控序列，导致该基因在不适当的时间或不适宜的组织细胞中表达，称为异时基因表达或异位基因表达。例如，β 珠蛋白基因簇中的 γ 链在胎儿期高表达，而出生后迅速下降。该基因的调控序列突变使 γ 珠蛋白链在出生后持续高表达，与正常表达的 α 珠蛋白链组合成胎儿血红蛋白 HbF（$α_2γ_2$），导致遗传性胎儿血红蛋白持续症。

（五）显性负效应

如果等位基因中一个基因正常，另一个基因突变，即使突变基因的功能完全丧失，理论上仍应保留一半的功能，类似于显性遗传病的杂合子。但在某种情况下，突变蛋白不仅自身没有生理功能，还会影响另一个正常蛋白质发挥生理功能，这种蛋白质相互作用中的干涉现象称为显性负效应。

三、突变导致蛋白表达类型的改变

基因突变可导致组织细胞蛋白表达类型的改变，继而引起细胞功能的异常及病理改变。

（一）奢侈蛋白突变

具有组织特异性的奢侈蛋白的突变，不仅可引起其原发组织细胞内部的结构及生理功能异常，而且也可能累及其他组织细胞的功能特性。

（二）持家蛋白突变

维持细胞基本生命活动的持家蛋白的突变，会对机体产生严重影响和危害，甚至致死。但某些持家蛋白突变，只引发局限的临床效应。

四、突变蛋白的病理效应与临床表型的关系

（一）相同基因的不同突变产生不同的临床表型

同一个基因座上的相同基因，如果发生不同的突变形式，可能会产生不同的临床表型而表现为遗传的异质性。

（二）相同基因突变可改变疾病的遗传方式

相同基因的不同突变可改变疾病的遗传方式。例如，先天性肌强直由骨骼肌氯离子通路蛋白基因突变引起，其突变情况不同可引起常染色体隐性遗传的 Becker 病，或引起常染色体显性遗传的 Thomsen 病。

（三）基因突变导致无法预测的临床效应

目前限于科技水平，许多基因突变引起的生理、生化异常及其相应的表型效应还难以预测。

第二节 基因突变引起性状改变的分子生物学机制

"中心法则"表明：DNA 分子中储存着遗传信息，基因经过转录、翻译，其蛋白质产物最终决定细胞的结构和功能。这也是基因突变引起性状异常和临床疾病的分子生物学机制。

一、基因突变引起酶分子异常

酶是生物体内具有特殊催化活性的蛋白质。人体细胞代谢的每一步生化反应，几乎都需要某种酶的催化才能完成。酶是基因表达的产物，由结构基因突变所引起的酶蛋白组成及结构的改变，或由调节基因突变所导致的酶合成量异常，都可引起相应的代谢反应障碍或代谢过程紊乱，导致先天性代谢缺陷（inborn errors of metabolism）或遗传性酶病（hereditary enzymopathy）。

（一）酶基因突变引起酶蛋白结构异常

酶基因的突变中，除同义突变外，其他突变类型都可能造成酶蛋白的构象改变并引起酶活性异常。

酶基因突变效应 {①酶活性完全丧失
②酶尚有一定活性，但稳定性降低，易被降解而失去活性
③酶与底物的亲和性降低，造成代谢反应的延滞
④酶与辅助因子的亲和性下降，影响酶的正常活性

（二）调节基因突变引起酶蛋白合成量异常

基因调控序列的突变，可影响基因转录的启动或效率，不能进行 mRNA 合成或影响转录速率，造成 mRNA 合成量异常。这些改变最终导致酶蛋白的缺失或酶蛋白合成量的不足而引发代谢缺陷。

二、酶分子异常引起代谢缺陷

人体细胞内的生理代谢过程通常涉及一系列相互联系的级联生化反应。其中，几乎每一步

生化反应都需要特定的酶来催化完成。因此，酶异常会引起代谢紊乱。

（一）酶与代谢反应的关系

如图 3-2 所示，某代谢反应的原初底物 A，在细胞膜上的转运系统 T_A（膜功能结构蛋白）的协助下进入细胞内，然后在酶 E_{AB} 的催化下，变为初级代谢产物 B；后者在酶 E_{BC}、E_{CD} 的催化下依次转化为次级中间产物 C 和代谢的终产物 D。A 物质主要沿 A→B→C→D 途径进行代谢；在特定条件下，还可能沿着次要的代谢旁路 A→F→G 而进行。代谢过程的每一个反应途径，均涉及相关的酶。因此，在特定条件下，酶能够决定体内代谢反应的类型和反应途径。

同时，在体内复杂关联的代谢途径中，各参与代谢的物质往往表现出反应底物和反应产物的双重属性或彼此交错的关系。这种属性与相互关系构成了体内反馈调节机制的基础。

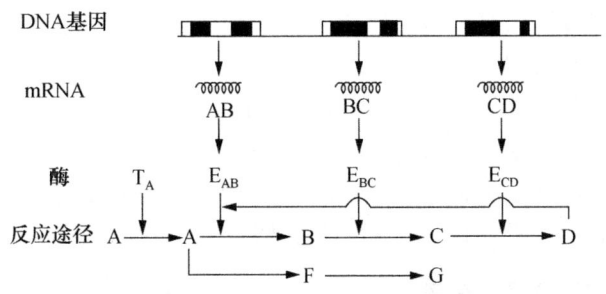

图 3-2　酶与代谢反应的关系

（二）酶缺陷对代谢反应的影响

人体及细胞内的代谢活动十分复杂。同一代谢过程的不同反应步骤之间，不同代谢途径之间，往往都有着各种形式的相互联系或互为促进，或彼此制约，形成了以反馈作用为其主要形式的生理活动及调节体系。在这一体系中，"基因突变→基因缺陷→酶缺陷→代谢功能紊乱"是遗传性代谢疾病产生的最基本机制。酶缺陷对代谢反应的影响，可分成如下几种类型：

1. 酶缺陷造成代谢底物缺乏

表示为：　　　　　　　　　　// A // →B→C→D

多数非脂溶性或极性的小分子物质（如葡萄糖、氨基酸等），依赖于膜转运酶的协助才能进入细胞内，作为原初反应底物而引发相应的代谢过程。如果相关的膜转运酶缺陷，可造成代谢底物缺乏，阻碍代谢过程的发生，最终引发疾病。例如，色氨酸加氧酶缺乏症是由于患者肠黏膜上皮组织细胞膜上缺乏转运色氨酸的色氨酸加氧酶，使色氨酸不能被吸收和正常代谢而致病。

2. 酶缺陷导致代谢底（产）物堆积

表示为：　　　　　　　　　　A↑→B↑→C↑ // →D

例如半乳糖血症（galactosemia），由于患者体内半乳糖-1-磷酸尿苷转移酶的缺乏，导致代谢中间产物半乳糖与半乳糖-1-磷酸在血液中大量堆积所致。患儿哺乳后出现呕吐、腹泻等胃肠道症状。随着病情的发展，还会出现黄疸、肝硬化、腹水和智力低下等肝、脑损害症状。

3. 激发代谢旁路开放

表示为：　　　　　　　　　　A→B→C // →D
　　　　　　　　　　　　　　　　　　↓
　　　　　　　　　　　　　　　　E↑→F↑

当主要代谢途径的酶缺陷，导致底物或中产物间堆积过多时，会激活代谢旁路，产生旁路代谢副产物并堆积，引发相应的疾病。

例如，苯丙酮尿症（phenylketonuria，PKU）患者体内苯丙氨酸羟化酶缺乏，使苯丙氨酸不能转变成酪氨酸，该主要代谢途径受阻，导致其旁路代谢的开放，积累的苯丙氨酸转而形成了苯丙酮酸；苯丙酮酸等旁路代谢副产物的堆积可对神经系统产生毒副作用，导致智力发育低下等临床症状。

4. 酶缺陷导致代谢终产物缺乏

表示为： A→B→C//→D↓

在机体细胞内，任何代谢相关酶的缺陷都可导致正常代谢途径受阻或中断，造成代谢终产物的缺乏而引起疾病。

例如白化病患者上皮组织中黑素细胞内酪氨酸酶缺乏，使酪氨酸不能进一步正常代谢，终产物黑色素缺乏而致病。患者肤色浅红或白化，毛发淡黄或银白，虹膜及脉络膜浅红并畏光等。

5. 酶缺失导致反馈调节失常

表示为：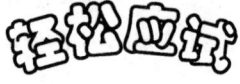

在体内某些代谢中，级联反应形成的某些代谢产物会反过来影响、调节其初始或前面反应的反应速率，构成反馈调节。酶的缺陷造成产物减少或缺失，可导致反馈调节作用失常，扰乱细胞的平衡代谢秩序，从而引起疾病。例如先天性肾上腺皮质增生症（congenital adrenal hyperplasia）。

三、非酶蛋白分子缺陷导致分子病

基因突变引发非酶蛋白分子结构和数量异常所导致的疾病，统称为分子病（molecular disease），如某些运输蛋白、免疫蛋白缺陷所引发的疾病等。

代谢病与分子病本质相同，它们有共同的分子遗传学基础，都涉及遗传物质及蛋白质的异常。前者涉及酶蛋白和相应的代谢，后者涉及非酶蛋白和相应的生理、生化过程。两类疾病通称生化遗传病。

轻松应试

一、选择题

【A 型题】

1. 基因突变的原发性损害涉及
   A. 转录前调节
   B. 转录及转录后修饰
   C. 翻译的调节
   D. 翻译后修饰
   E. 翻译后加工

2. 基因突变的继发性损害涉及
   A. 转录
   B. 转录后修饰
   C. 转录后加工
   D. 翻译后修饰和加工
   E. RNA 剪切

3. 大多数遗传性酶病属于
   A. 功能丢失突变
   B. 功能获得突变
   C. 获得新特性突变
   D. 异时或异位基因表达
   E. 显性负效应

4. 21 三体综合征属于
   A. 功能丢失突变

B. 功能获得突变
C. 获得新特性突变
D. 异时或异位基因表达
E. 显性负效应

5. Hb Brat's 胎儿水肿综合征属于
   A. 功能丢失突变
   B. 功能获得突变
   C. 获得新特性突变
   D. 异时或异位基因表达
   E. 显性负效应

6. 脆性 X 智力障碍综合征属于
   A. 功能丢失突变
   B. 功能获得突变
   C. 获得新特性突变
   D. 异时或异位基因表达
   E. 显性负效应

7. 腓骨肌萎缩症 I 型属于
   A. 功能丢失突变
   B. 功能获得突变
   C. 获得新特性突变
   D. 异时或异位基因表达
   E. 显性负效应

8. 镰状细胞贫血属于
   A. 功能丢失突变
   B. 功能获得突变
   C. 获得新特性突变
   D. 异时或异位基因表达
   E. 显性负效应

9. 遗传性胎儿血红蛋白持续症属于
   A. 功能丢失突变
   B. 功能获得突变
   C. 获得新特性突变
   D. 异时或异位基因表达
   E. 显性负效应

10. 成骨不全属于
    A. 功能丢失突变
    B. 功能获得突变
    C. 获得新特性突变
    D. 异时或异位基因表达
    E. 显性负效应

11. 色氨酸加氧酶缺乏症属于
    A. 酶缺陷致代谢底物缺乏
    B. 酶缺陷致代谢底物堆积
    C. 酶缺陷致代谢中产物堆积
    D. 酶缺陷致代谢产物缺乏
    E. 酶缺陷致代谢反馈调节失常

12. 半乳糖血症属于
    A. 酶缺陷致代谢底物缺乏
    B. 酶缺陷致代谢底物堆积
    C. 酶缺陷致代谢中产物堆积
    D. 酶缺陷致代谢产物缺乏
    E. 酶缺陷致代谢反馈调节失常

13. 苯丙酮尿症属于
    A. 酶缺陷致代谢底物堆积
    B. 酶缺陷致旁路代谢副产物产生
    C. 酶缺陷致代谢中产物堆积
    D. 酶缺陷致代谢产物缺乏
    E. 酶缺陷致代谢反馈调节失常

14. 白化病属于
    A. 酶缺陷致代谢底物缺乏
    B. 酶缺陷致代谢底物堆积
    C. 酶缺陷致代谢中产物堆积
    D. 酶缺陷致代谢产物缺乏
    E. 酶缺陷致代谢反馈调节失常

15. 先天性肾上腺皮质增生症属于
    A. 酶缺陷致代谢底物缺乏
    B. 酶缺陷致代谢底物堆积
    C. 酶缺陷致代谢中产物堆积
    D. 酶缺陷致代谢产物缺乏
    E. 酶缺陷致代谢反馈调节失常

【B 型题】

(16～17 题共用备选答案)
A. 影响蛋白质合成的原发性缺陷
B. 影响蛋白质合成的继发性缺陷
C. 影响蛋白质结构的原发性损害
D. 影响蛋白质结构的继发性损害
E. 影响蛋白质转运的原发性突变

16. Ehlers-Danlos 综合征型属于
17. 急性间歇性卟啉症属于

(18～22 题共用备选答案)
A. 酪氨酸酶

B. 苯丙氨酸羟化酶
C. 半乳糖-1-磷酸尿苷酰转移酶
D. 胱硫醚合成酶
E. 胆色素原脱氨酶

18. 白化病的缺陷酶是

19. 苯丙酮尿症的缺陷酶是
20. 半乳糖血症的缺陷酶是
21. 同型胱氨酸尿症的缺陷酶是
22. 急性间歇性卟啉症的缺陷酶是

【X 型题】

23. 基因突变的影响涉及
    A. 蛋白质的合成
    B. 蛋白质异常的功能效应
    C. 蛋白质表达类型的改变
    D. 生物学效应与临床表型的关系
24. 影响蛋白质功能的基因突变包括
    A. 功能丢失突变
    B. 功能获得突变
    C. 获得新特性突变
    D. 异时或异位基因表达
25. 基因突变的原发性损害涉及
    A. 转录
    B. 转录后剪辑
    C. 转录后修饰
    D. 翻译后修饰
26. 基因突变的继发性损害涉及
    A. 转录
    B. 转录后修饰
    C. 翻译后加工
    D. 翻译后修饰
27. 分子病涉及
    A. 酶分子结构异常
    B. 酶分子数量异常
    C. 蛋白质分子结构异常
    D. 蛋白质分子数量异常

28. 遗传性酶病涉及
    A. 酶分子结构异常
    B. 酶分子数量异常
    C. 蛋白质分子结构异常
    D. 蛋白质分子数量异常
29. 基因突变致酶缺陷涉及
    A. 酶完全失活
    B. 酶活性异常
    C. 酶与底物的亲和力升高
    D. 辅助因子异常
30. 白化病的临床表现为
    A. 皮肤浅红
    B. 毛发灰白
    C. 畏光
    D. 尿臭
31. 半乳糖血症的临床表现为
    A. 哺乳后呕吐、腹泻
    B. 尿臭
    C. 肝损害
    D. 影响智力
32. 苯丙酮尿症的临床表现为
    A. 哺乳后呕吐、腹泻
    B. 白化
    C. 尿臭
    D. 影响智力

二、名词解释

1. 原发性损害（primary abnormalities）
2. 继发性损害（secondary abnormalities）
3. 先天性代谢缺陷（inborn errors of metabolism）
4. 遗传性酶病（hereditary enzymopathy）
5. 分子病（molecular disease）

三、问答题

1. 基因突变如何影响蛋白质的功能？
2. 基因突变导致蛋白质功能异常有哪些表现类型？
3. 如何理解基因突变的原发性损害和继发性损害？

4. 何谓分子病和遗传性酶病？两者有何异同？

5. 基因突变如何引起代谢紊乱而导致遗传性酶病？

选择题参考答案

【A 型题】

1. B 2. D 3. A 4. B 5. A 6. A 7. B 8. C 9. D 10. E 11. A 12. C 13. B 14. D 15. E

【B 型题】

16. D 17. B 18. A 19. B 20. C 21. D 22. E

【X 型题】

23. ABCD 24. ABCD 25. ABC 26. CD 27. CD 28. AB 29. ABC 30. ABC 31. ACD 32. BCD

（张　涛）

第四章 单基因疾病的遗传

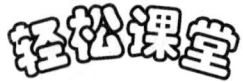

单基因遗传病简称单基因病，是由一对等位基因控制的遗传性疾病，这对等位基因称为主基因。

单基因疾病 { 核基因遗传病，孟德尔遗传规律
线粒体基因遗传病，母系遗传方式

核基因遗传的单基因疾病 { ①常染色体显性
②常染色体隐性
③X连锁显性
④X连锁隐性
⑤Y连锁

第一节 系谱与系谱分析

临床上判断遗传病的遗传方式常用系谱分析（pedigree analysis）。通过系谱分析，可确定某一疾病或性状是否有遗传因素的作用及可能的遗传方式，还可进一步评估家庭成员的患病风险或再发风险。

系谱（pedigree）是指某种遗传病患者与家庭各成员相互关系的图解。

先证者（proband）或索引病例（index case）是指该家族中第一个就诊或被发现的患病（或具某性状）成员。

第二节 常染色体显性遗传病的遗传

常染色体显性（autosomal dominant，AD）遗传：控制一种遗传性状的基因是显性基因，位于常染色体上，其遗传方式称为常染色体显性遗传。

常染色体显性遗传病：由常染色体显性致病基因引起的疾病。

一、完全显性

完全显性（complete dominance）是指杂合体患者（Aa）表现出与显性纯合子患者（AA）完全相同的表型。患者的基因型应该有 AA 和 Aa 两种。由于致病基因（A）的频率较低，所以临床患者大多数为杂合体（Aa）。杂合体患者（Aa）和正常人（aa）婚配后，每生一个孩子有 1/2 的概率为患者（Aa），1/2 的概率为正常人（aa）。例如多指（趾）（轴后 A1 型）、软骨发育不全、肌强直性营养不良和结肠息肉症等等。

二、常染色体完全显性遗传的特点

常染色体完全显性遗传病的典型系谱有如下特点：
1. 男女发病机会均等。

2. 系谱中可见本病的连续传递。
3. 患者双亲中必有患者，但多为杂合体，患者的同胞中约有 1/2 为患者。
4. 双亲无病时，子女一般不患病，除非发生新的基因突变。

第三节　常染色体隐性遗传病的遗传

常染色体隐性（autosomal recessive，AR）遗传：控制一种遗传性状的基因是隐性基因，位于常染色体上，其遗传方式称为常染色体隐性遗传。

常染色体隐性遗传病：由常染色体隐性致病基因引起的疾病，称为常染色体隐性遗传病。

携带者（carrier）：带有隐性致病基因的杂合子（Aa）本身不发病，但可将隐性致病基因（a）遗传给后代，称为携带者。只有隐性致病基因纯合子（aa）才会发病，例如苯丙酮尿症、半乳糖血症、镰状细胞贫血和肝豆状核变性等。

一、常染色体隐性遗传的特点

常染色体隐性遗传病的典型系谱有如下特点：
1. 男女患病的机会均等。
2. 系谱看不到连续遗传现象，常为散发病例。
3. 患者双亲往往表型正常，但都是致病基因的携带者。患者的同胞有 1/4 的发病风险；患者正常表型的同胞中，有 2/3 的可能性为携带者。
4. 近亲婚配的后代发病风险比随机婚配明显增高。

二、近亲婚配后代隐性遗传病患病风险明显增高

近亲：3~4 代以内有共同祖先的个体间关系称为近亲（close relatives）。
近亲婚配：近亲的个体间发生的婚配称为近亲婚配（consanguineous marriage）。
亲缘系数：两个近亲个体在某一基因座上具有相同基因的概率称为亲缘系数（coefficient of relationship）。

亲属级别
- 一级亲属：亲子关系和同胞关系，他们之间的亲缘系数为 1/2
- 二级亲属：某个体的祖父母及外祖父母、孙子女及外孙子女、双亲的同胞和同胞的子女等，亲缘系数为 1/4
- 三级亲属：常见的有表兄妹、堂兄妹等一级表亲，亲缘系数为 1/8

近亲婚配的两个个体从祖先获得相同基因的可能性增加，组合于下一代等位基因纯合的可能性增加，隐性致病基因纯合（aa）的可能性增加，致发病风险大大增加。

第四节　X 连锁显性遗传病的遗传

X 连锁显性（X-linked dominant，XD）遗传：控制一种遗传性状的基因是显性基因，位于 X 染色体上，其遗传方式称为 X 连锁显性遗传。

X 连锁显性遗传病：由 X 染色体上显性致病基因引起的疾病。

由于致病基因是显性的，因此，不论男性和女性只要 X 染色体上带有一个致病基因（X^A）就会发病。女性细胞中有 2 条 X 染色体，男性细胞中只有 1 条 X 染色体，因此，女性获得致病基因的机会约为男性的 2 倍。群体中女性患者（X^AX^A，X^AX^a）多于男性患者（X^AY）。男性患者病情较重，而女性患者病情较轻且有变化。

交叉遗传（criss-cross inheritance）：男性只有 1 条 X 染色体，其 X 染色体上的基因都可表现出相应的性状或疾病。男性的 X 染色体及其连锁的基因只能从母亲传来，并只能传递给女儿，不存在男性→男性的传递，称为交叉遗传。例如抗维生素 D 性佝偻病（低磷酸盐血症性佝偻病）等。

X 连锁显性遗传病的典型系谱有如下特点：

1. 女患者多于男患者，前者病情较轻。
2. 患者的双亲必有该病患者，系谱中可见连续传递现象。
3. 由于交叉遗传，男性患者的女儿全是患者，儿子全部正常；女性杂合子患者的子女中各有 1/2 的发病风险。

第五节 X 连锁隐性遗传病的遗传

X 连锁隐性（X-linked recessive，XR）遗传：控制一种遗传性状的基因是隐性基因，位于 X 染色体上，其遗传方式称为 X 连锁隐性遗传。

X 连锁隐性遗传病：由 X 染色体上隐性致病基因引起的疾病。

女性细胞中有两条 X 染色体，如果只有一个 X 连锁隐性致病基因（X^a），她只能是携带者（X^AX^a），当她在纯合隐性（X^aX^a）状态时才患病。男性细胞中只有 1 条 X 染色体，而 Y 染色体缺少相应的等位基因，称半合子（hemizygote）。男性只要 X 染色体有隐性致病基因（X^aY）就会患病。因此，人群中男性患者多于女性患者。例如红绿色盲属、血友病 A、Duchenne 型肌营养不良和鱼鳞病等。

X 连锁隐性遗传病的典型系谱有如下特点：

1. 男患者多于女患者，常见男患者。
2. 双亲无病时，女儿不会发病，儿子则可能发病，其致病基因来自携带者母亲，将来只能传给其女儿，具男传女、女传男等交叉遗传特点。
3. 由于交叉遗传，男性患者的兄弟、外祖父、舅父、姨表兄弟、外甥、外孙等可能是患者。

第六节 Y 连锁遗传病的遗传

如果决定某种性状或疾病的基因位于 Y 染色体上，其遗传方式称为 Y 连锁遗传（Y-linked inheritance）。具有 Y 连锁基因者均为男性，这些基因将随 Y 染色体进行男性向男性的传递，父传子，子传孙，又称为全男性遗传（holandric inheritance）。

系谱中只有男性有此性状，女性均无症状。例如，外耳道多毛症。

单基因病的系谱特点

特点 方式	性别比例	传递特点	再发风险
常显（AD）	男女均等	连代现象，双亲有患者	杂合子患者的后代中，1/2 为患者
常隐（AR）	男女均等	散发现象，双亲可正常	近婚风险高，杂合子双亲的后代中，1/4 为患者
X 显（XD）	女多男少	连代现象，双亲有患者，交叉遗传	男患者的女儿患病，儿子正常；女杂合子患者的子女各有 1/2 的发病风险
X 隐（XD）	男多女少	散发现象，双亲可正常，交叉遗传	近婚风险高，男性患者的兄弟、外祖父、舅父、姨表兄弟、外甥、外孙等可能是患者
Y 连锁	全男性	男性向男性传递	男性发病

第七节 影响单基因遗传病分析的因素

一、不完全显性

不完全显性（incomplete dominance）遗传也称为半显性（semi-dominance）遗传，它是指杂合体（Aa）的表型介于纯合显性（AA）和纯合隐性（aa）之间。在不完全显性遗传病中，纯合体（AA）为重型患者，杂合体（Aa）为轻型患者。当两个轻型患者（Aa）婚配，其后代重型患者（AA）、轻型患者（Aa）和正常人（aa）的比例为 1∶2∶1。例如，人类对苯硫脲（PTC）的尝味能力就是不完全显性遗传的典型性状。

二、共显性

共显性（codominance）是一对等位基因之间，没有显性和隐性的区别，在杂合子个体中两种基因的作用都完全表现出来。例如人类的 ABO 血型系统，$I^A I^B$ 基因型的个体是 AB 血型。

三、延迟显性

延迟显性（delayed dominance）是指某些带有显性致病基因的杂合体（Aa），在生命的早期不表现出相应症状，当发育到一定年龄时，致病基因的作用才表现出来。例如亨延顿病（Huntington disease，HD）通常于 30~40 岁发病。

四、不规则显性

不规则显性（irregular dominance）是指某些带有显性基因的杂合体（Aa）由于某种原因不表现出相应的症状，因此在系谱中出现隔代遗传现象。例如多指轴后 A I 型。

外显率（penetrance）是在一定环境条件下，群体中某基因型（通常是杂合子 Aa）个体表现出相应表型的百分比。带有显性致病基因的携带者（Aa）与正常人（aa）婚配，传递该基因（A）致后代携带者（Aa）的概率为 1/2，后代发病风险为 1/2×外显率。

五、表现度

表现度（expressivity）是指由于不同遗传背景和环境因素的影响，群体中相同基因型（通常是杂合子 Aa）个体在性状或疾病表现程度上出现的差异。例如常染色体显性遗传的成骨不全 I 型，在一个家系的不同患者中，可看到受累器官的不同及严重程度的差异。

六、基因的多效性

基因的多效性（pleiotropy）指一个基因可有多种生物学效应。基因异常造成的基因产物缺乏常常会在不同组织及个体发育的不同阶段产生影响，从而引起多种性状的改变。如半乳糖血症是一种糖代谢异常，此外，患者还有智能发育不全及黄疸、腹水、肝硬化等，甚至还可出现白内障。

七、遗传异质性

遗传异质性（genetic heterogeneity）是指表现型相同而基因型不同的现象。遗传异质性分为等位基因异质性（allelic heterogeneity）和基因座异质性（locus heterogeneity）。

等位基因异质性是指某性状或遗传病由同一基因座的不同突变引起的现象。例如，β地中海贫血症由β珠蛋白基因引起，涉及许多该基因的不同突变类型。

基因座异质性是指某性状或遗传病由不同基因座的突变引起的现象。例如，智力低下既可能是常染色体隐性遗传的半乳糖血症、苯丙酮尿症、黑矇性痴呆的致病基因所致，也可能是由X连锁的脆性X染色体综合征的致病基因所致。

八、同一基因可产生显性或隐性突变

同一基因的不同突变可引起显性遗传病或隐性遗传病。如β珠蛋白基因127位密码子的突变，导致β^+-Houston-地中海贫血，呈常染色体显性遗传；β珠蛋白基因26位密码子的突变，导致β^+-E-地中海贫血，呈常染色体隐性遗传。

九、遗传早现

遗传早现（anticipation）是指某些遗传病（常为显性遗传病）在连续世代的遗传过程中，发病年龄逐代提前和（或）病情逐代加重的现象。例如强直性肌营养不良、亨廷顿病、脊髓小脑性共济失调Ⅰ型、*Fra* X综合征等。

十、遗传印记

由于基因来自父方或母方而产生不同表型效应的现象称为遗传印记（genetic imprinting），也称基因组印记（genomic imprinting）或亲代印记（parental imprinting）。

由于印记效应，某些单基因遗传病的表现度和外显率也会受到突变基因亲代来源的影响。例如慢性进行性舞蹈病（亨廷顿病），致病基因如果是从父亲传来，患者的发病年龄较低，可在20岁前后发病且病情严重；如果是从母亲传来，则发病较晚，多在40岁后发病且病情轻。

遗传印记是不同于孟德尔遗传规律的遗传现象。这种现象可能与基因在生殖细胞分化过程受到不同修饰（如DNA甲基化）相关。它不改变基因组DNA序列，会在下一代配子形成时被消除，并按下一代个体的性别产生新的印记。

十一、从性遗传

从性遗传（sex-influenced inheritance）是指常染色体基因所控制的性状，在表型上受性别影响而显示出男女分布比例或表现程度差异的现象。例如，秃顶是常染色体显性遗传，男性秃顶明显多于女性，出现这种情况是因为秃顶的发生除了秃顶基因的作用，还要受到体内雄性激素水平的影响。

十二、限性遗传

限性遗传（sex-limited inheritance）是指常染色体基因所控制的性状，由于基因表达的性别限制，只限于某种性别表达，而在另一种性别则完全不能表现的现象。例如，女性的子宫阴道积水症、男性的前列腺癌等。这主要由男女生理结构的差异造成。

十三、X染色体失活

X染色体失活（X-chromosome inactivation）：Lyon假说认为在胚胎发育早期，女性的2条X染色体会有1条随机失活，因此女性体细胞只有1条X染色体有活性。

X连锁显性遗传病中，由于X染色体随机失活，女性杂合子患者（$X^A X^a$）的病症较男性患者（$X^A Y$）轻；另外，在X连锁隐性遗传病中，Lyon化可能导致女性杂合子（$X^A X^a$）体细胞中

带正常基因（X^A）的 X 染色体失活，而带隐性致病基因（X^a）的那条 X 染色体恰好有活性，从而使女性杂合子表现出或轻或重的临床症状，这种现象称为显示杂合子。

十四、拟表型

拟表型（phenocopy）是指由于环境因素的作用，使个体的某种表型恰好与某种基因决定的表型相同或相似，或称表型模拟。

例如，使用药物（链霉素）引起的聋哑与常染色体隐性遗传的先天性聋哑具有相同的聋哑表型。这种药物引起的聋哑即为拟表型。拟表型由环境因素所致，并非生殖细胞中基因改变引起，因此并不遗传给后代。

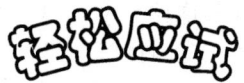

一、选择题

【A 型题】

1. 一对夫妇表型正常，婚后生了一个白化病（AR）的儿子，这对夫妇的基因型是
   A. AA 和 Aa
   B. Aa 和 Aa
   C. aa 和 Aa
   D. aa 和 AA
   E. AA 和 AA

2. 一对夫妇表型正常，妻子的弟弟是白化病（AR）患者。如果白化病基因在人群中携带者的频率为 1/70，这对夫妇生下白化病患儿的概率是
   A. 1/4
   B. 1/140
   C. 1/420
   D. 1/280
   E. 1/840

3. 某苯丙酮尿症（AR）患者与一个正常人结婚后，生有一个该病患儿，他们再生育的再发风险是
   A. 0
   B. 1
   C. 1/2
   D. 1/4
   E. 2/3

4. 一对夫妇表型正常，生有一个苯丙酮尿症患儿和一个正常孩子，正常孩子是该致病基因携带者的可能性是
   A. 0
   B. 1
   C. 1/2
   D. 1/4
   E. 2/3

5. 一对患先天性聋哑的夫妻生有两个正常孩子，其原因可能是
   A. 基因突变
   B. 延迟显性
   C. 基因多效性
   D. 遗传异质性
   E. 不规则显性

6. 某家系中多人患同种遗传病，他们的受累器官存在差异且病情不同，其原因可能是
   A. 不完全外显
   B. 延迟显性
   C. 基因多效性
   D. 遗传异质性
   E. 表现度不同

7. 显性遗传病杂合子患者的病情介于显性纯合子和隐性纯合子之间，称为
   A. 不规则显性
   B. 不完全外显
   C. 不完全显性
   D. 延迟显性

E. 共显性

8. 由于环境因素和遗传背景的作用，杂合体中的显性基因未能形成相应的表现型，但可在下一代表达，称为
   A. 不完全显性
   B. 隐性遗传
   C. 不规则显性
   D. 延迟显性
   E. 共显性

9. 一对等位基因在杂合状态下，两种基因的作用都完全表现出来，称为
   A. 完全外显遗传
   B. 完全显性遗传
   C. 不规则显性遗传
   D. 延迟显性遗传
   E. 共显性遗传

10. 父母都是 B 血型，生育了一个 O 血型的孩子，这对夫妇再生孩子的血型可能是
    A. 只能是 B 型
    B. 只能是 O 型
    C. 3/4 是 O 型，1/4 是 B 型
    D. 3/4 是 B 型，1/4 是 O 型
    E. 1/2 是 B 型，1/2 是 O 型

11. 母亲是红绿色盲（XR）患者，父亲正常，他们的 4 个女子中患色盲人数是
    A. 0
    B. 1
    C. 2
    D. 3
    E. 4

12. 某男孩是红绿色盲（XR），他的父母、祖父母、外祖父母色觉都正常，这个男孩的色盲基因是通过哪些人传下来的
    A. 外祖母→母亲→男孩
    B. 外祖父→母亲→男孩
    C. 祖父→父亲→男孩
    D. 祖母→父亲→男孩
    E. 以上都不是

13. 丈夫是红绿色盲（XR），妻子正常，妻子的父亲是红绿色盲，他们生下色盲孩子的机会是
    A. 0

B. 1/2
C. 1/4
D. 3/4
E. 1

14. 一个色盲（XR）男子的父母、祖父母和外祖父母的色觉均正常，他的舅舅也是色盲患者，以下亲属中是色盲基因携带者的是
    A. 父亲
    B. 母亲
    C. 奶奶
    D. 外祖父
    E. 爷爷

15. 一对表型正常的夫妻生了一个血友病 A（XR）患儿，他们再生育时，男孩的再发风险是
    A. 0
    B. 1/4
    C. 1/2
    D. 3/4
    E. 1

16. 一个男性是血友病 A（XR）患者，其父母和祖父母均正常，其亲属中**不可能**患血友病 A 的是
    A. 外祖父或舅父
    B. 姨表兄弟
    C. 姑姑
    D. 同胞兄弟
    E. 外甥

17. 慢性进行性舞蹈病属常染色体显性遗传病，如果外显率为 90%，一个杂合型患者与正常人结婚生下患者的概率是
    A. 50%
    B. 45%
    C. 75%
    D. 25%
    E. 100%

18. X 连锁显性遗传病中
    A. 男患者的父亲是患者
    B. 男患者的父亲是携带者
    C. 男患者的儿子是患者
    D. 男患者的儿子是携带者

E. 男患者的女儿是患者
19. β地中海贫血由β珠蛋白基因突变引起，人群中存在多种致病等位基因，表明该病存在
   A. 动态突变
   B. 共显性
   C. 不规则显性
   D. 基因座异质性

E. 等位基因异质性
20. 由动态突变引起的疾病是
   A. 苯丙酮尿症
   B. 半乳糖血症
   C. 软骨发育不全
   D. 亨廷顿舞蹈病
   E. 血友病

【B型题】

（21～23题共用备选答案）
   A. 0
   B. 1/4
   C. 1/2
   D. 3/4
   E. 1/6

21. 一对夫妇表型正常，婚后生了一个先天聋哑（AR）患儿，他们再生一个孩子是患儿的概率是
22. 苯丙酮尿症（AR）患者的表型正常同胞与携带者结婚，后代该病的再发风险是
23. 一个男性血友病A（XR）患者与正常女性结婚，儿子都正常，女儿是携带者的可能性是

（24～25题共用备选答案）
   A. 男女发病机会均等，可见连代遗传
   B. 男女发病机会均等，可见散发遗传

C. 男性发病多于女性，可见交叉遗传
D. 女性发病多于男性，可见交叉遗传
E. 只见男性发病

24. X连锁显性遗传的特点是
25. X连锁隐性遗传的特点是

（26～30题共用备选答案）
   A. 常染色体显性遗传
   B. 常染色体隐性遗传
   C. X连锁显性遗传
   D. X连锁隐性遗传
   E. Y连锁遗传

26. 苯丙酮尿症属于
27. 半乳糖血症属于
28. 抗维生素D性佝偻病属于
29. 血友病A属于
30. 软骨发育不全属于

【X型题】

31. 一对夫妇血型分别为A型和AB型，他们的孩子可能的血型是
   A. O型
   B. A型
   C. B型
   D. AB型

32. 父亲为A型血，母亲为O型血，孩子的血型可能是
   A. O型
   B. A型
   C. AB型
   D. B型

33. 常染色体隐性遗传的特征是
   A. 男女发病机会均等

B. 系谱常见散发遗传现象
C. 患者的双亲往往是携带者
D. 近亲婚配没有风险

34. 常染色体显性遗传的特征是
   A. 男女发病机会均等
   B. 系谱中呈连续传递现象
   C. 患者双亲往往有患者
   D. 近亲婚配发病率高

35. X连锁隐性遗传的特点是
   A. 系谱中往往只有男性患者
   B. 女儿有病，父亲也一定是同病患者
   C. 双亲无病时，子女均不会患病
   D. 有交叉遗传现象

36. X连锁显性遗传的特点是

A. 女患者多于男患者
B. 儿子有病，母亲一定是同病患者
C. 双亲无病时，子女均不会患病
D. 有交叉遗传现象

37. 交叉遗传的特点是
A. 男性的 X 染色体传给女儿
B. 女儿的 X 染色体来自父母
C. 儿子的 X 染色体来自母亲
D. 儿子的 X 染色体来自父亲

38. 父母正常的血友病 A 患者（XR），他的哪些亲属有发病风险
A. 患者的兄弟
B. 患者的姐妹
C. 患者的外甥
D. 患者的外孙

39. 可导致男女发病比例不同的遗传方式包括
A. 不完全显性遗传
B. 从性显性遗传
C. 限性显性遗传
D. X 连锁隐性遗传

40. 导致某遗传病的同类患者临床症状出现差异的可能原因是
A. 不规则显性
B. 不完全显性
C. 延迟显性
D. 共显性

二、名词解释

1. 系谱分析（pedigree analysis）
2. 先证者（proband）
3. 近亲婚配（consanguineous marriage）
4. 亲缘系数（coefficient of relationship）
5. 交叉遗传（criss-cross inheritance）
6. 不完全显性（incomplete dominance）
7. 共显性（codominance）
8. 延迟显性（delayed dominance）
9. 不规则显性（irregular dominance）
10. 外显率（penetrance）
11. 表现度（expressivity）
12. 基因多效性（pleiotropy）
13. 遗传异质性（genetic heterogeneity）
14. 等位基因异质性（allelic heterogeneity）
15. 基因座异质性（locus heterogeneity）
16. 遗传早现（anticipation）
17. 遗传印记（genetic imprinting）
18. 从性遗传（sex-influenced inheritance）
19. 限性遗传（sex-limited inheritance）
20. X 染色体失活（X-chromosome inactivation）
21. 拟表型（phenocopy）

三、问答题

1. 根据系谱特征，如何区分显性遗传病和隐性遗传病？
2. 根据系谱特征，如何区分常染色体显性遗传病和 X 连锁显性遗传病？
3. 根据系谱特征，如何区分常染色体隐性遗传病和 X 连锁隐性遗传病？
3. 近亲婚配可显著提高哪类遗传病的再发风险？请从遗传学角度解释原因。
4. 丈夫为 A 型血，他的母亲是 O 型血；妻子为 AB 型血，问后代可能出现什么血型，不可能出现什么血型？
5. 短指症是一种常染色体显性遗传病，请问：
（1）患者（Aa）与正常人婚配生下短指症的概率是多少？
（2）如果两个短指症的患者（Aa）结婚，他们的子女患短指症的概率是多少？
6. 人类的指关节僵直症是由显性基因引起，外显率为 75%。
（1）如果杂合体患者与正常个体婚配，在他们子女中患这种病的概率是多少？
（2）杂合体患者之间结婚，子女患这种病的概率是多少？
7. 幼儿黑矇性白痴（AR）是一种遗传病，现有一对表兄妹，表型正常，准备结婚。虽然双方父母都正常，但双方的同胞中均有人死于此病，所以前来咨询：

(1) 双方都是携带者的可能性有多大？
(2) 基于上述答案，他们婚后生出此病患儿的概率是多大？
(3) 如果他们均为携带者，他们婚后生出该病患儿的可能性有多大？
(4) 你对他们有何忠告？

选择题参考答案

【A 型题】

1. B 2. C 3. C 4. E 5. D 6. E 7. C 8. C 9. E 10. E 11. A 12. A 13. B
14. B 15. C 16. C 17. B 18. E 19. E 20. D

【B 型题】

21. B 22. E 23. C 24. D 25. C 26. B 27. B 28. C 29. D 30. A

【X 型题】

31. BCD 32. AB 33. ABC 34. ABC 35. ABD 36. ABCD 37. AC 38. ACD 39. BCD
40. AB

（张　涛）

第五章　多基因遗传

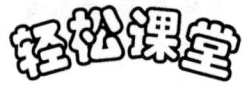

第一节　多基因遗传

一、质量性状和数量性状

(一) 质量性状

由一对等位基因控制，不易受环境影响，表现为不连续变异的性状，称为质量性状。

- 单基因遗传中所涉及的遗传性状属于质量性状，都是由一对等位基因所控制，相对性状之间有明显差异，在一个群体中，其变异个体可明显区分为2～3个群，在亲代向子代的传递过程中，遵循孟德尔遗传规律。

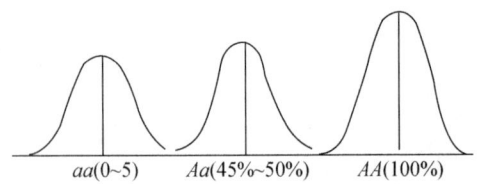

图 5-1　苯丙酮尿症在三种基因型个体中苯丙氨酸羟化酶活性

- 如果把单基因性状的变异分布作图，则可见存在 2～3 个峰。
- 如经典型苯丙酮尿症（phenylketonuria，PKU），野生型基因与突变基因属于完全显隐性关系。理论上来讲，纯合子（AA），其苯丙氨酸羟化酶活性为 100%；杂合子（Aa），苯丙氨酸羟化酶活性在 45%～50%；而隐性纯合子（aa）的 PKU 患者体内苯丙氨酸羟化酶活性几乎为 0（图 5-1）。

(二) 数量性状

由多基因控制，易受环境因素影响，呈现连续变异的性状，称为数量性状。与质量性状不同，数量性状的变异是连续的，相对性状存在着一系列中间过渡类型，表现为由小到大的渐变，个体间仅存在有数量或程度上的不同，而无类型或本质的差别。

数量性状受多基因调控。在生物体中，有些性状或遗传性疾病的遗传基础不是一对等位基因，而是两对以上的多对等位基因。其变异在一个群体是连续的，表现为数量性状的遗传。例如人的身高、血压等。

二、数量性状的多基因遗传假说

(一) 微效基因

(二) 累加效应

(三)多基因遗传的特点

1. 两个极端变异的个体杂交后，子$_1$代都是中间类型。由于不同环境因素对发育的影响，子$_1$代也有一定的变异范围。

2. 两个子$_1$代个体杂交后，子$_2$代大部分也是中间类型。但是，由于多对基因的分离和自由组合以及环境因素的影响，子$_2$代将形成更广范围的变异，有时会出现少数近于极端变异的个体。

3. 在一个随机杂交的群体中，变异范围广泛，大多数个体接近于中间类型，极端变异的个体很少。这些变异的产生是由多基因遗传基础和环境因素共同作用的结果。

轻松记忆

质量性状	数量性状
一对等位基因控制	多基因控制
不易受环境因素影响	易受环境因素影响
呈不连续变异的性状	呈连续变异的性状
变异分布作图呈现2~3个峰	变异在一个群体是连续的，呈正态分布只有一个峰
遵循孟德尔遗传规律	遵循孟德尔遗传规律
病例：PKU、DMD	病例：精神分裂症、哮喘

第二节 疾病的多基因遗传

一、疾病的多基因遗传概述

(一)疾病的多基因遗传

有些疾病的发病由环境因素和遗传因素共同作用导致的，也称多因子病。人类的高血压、糖尿病、精神分裂症、哮喘以及某些先天畸形如脊柱裂、唇裂、先天性幽门狭窄和先天性心脏病等均属于此类疾病。

1. 易患性（liability） 是指在多基因病中，遗传基础和环境因素的共同作用决定了一个个体是否易于患病。人类易患性是一种数量性状，其变异呈正态分布。

2. 阈值（threshold） 是指当一个个体的易患性高达一定限度，个体就患病，这个限度就称为此病的易患性。这样连续分布的易患性变异就被阈值区分为两部分，大部分为正常个体，小部分为患病的个体。

在一定的环境条件下，阈值代表着造成发病所需要的最低限度的致病基因数量。易患性高低衡量的尺度用正态分布的标准差（δ）作单位。多基因遗传病的正态分布曲线中易患性变异超过阈值的那部分面积代表患者在人群中所占的百分数，即发病率。因此，可从群体发病率的高低来计算出阈值与易患性平均值之间的距离。多基因病的易患性阈值与平均值距离越近，则其群体易患性平均值越高，阈值越低，则群体发病率也越高；反之，当群体易患性阈值与平均值距离

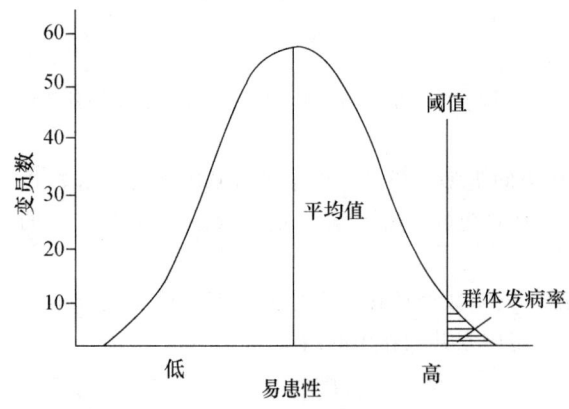

图 5-2 多基因病的群体易患性变异分布图

越远,则该群体易患性平均值越低,阈值越高,则群体发病率越低(图5-2)。

3. 遗传率或遗传度(heritability) 是指在多基因病中,易患性的高低受遗传基础和环境因素的双重影响,其中遗传基础所起作用的大小程度。一般用百分率(%)来表示。遗传率的计算可以用双生子发病一致率来估算。

二、疾病的多基因遗传复发风险的估计

1. 多基因遗传风险计算公式 Edward 公式:$f=\sqrt{p}$,患者的一级亲属的发病率(f)近似于群体发病率的平方根($\sqrt{p}$)。

2. 公式应用的条件 某个多基因遗传病的群体发病率应在 0.1%~1%,遗传率应为70%~80%。

3. 在估计多基因遗传病的发病风险时,还应注意以下情况:

(1) 多基因的累加效应与再发风险。一个家庭中患病人数越多,反映了双亲带有的易患基因数量越多,则其再次生育的再发风险越高。病情越严重的患者必然带有越多的易患基因,其双亲也会带有较多的易患基因,所以再次生育时复发风险也将相应地增高。

(2) 性别差异与再发风险。有些多基因遗传病的群体发病率有性别差异,发病率低的性别由于其阈值高,所以群体中超过阈值的个体少,而一旦发病,则这些已发病的该性别患者易患性必然很高,这表明他们带有更多的致病基因,因此他们的亲属发病风险也相对增高。

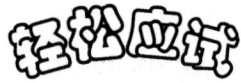

一、选择题

【A 型题】

1. 下列哪一点**不符合**数量性状的变异的特点
 A. 在一个群体是连续的
 B. 相对性状存在着一系列中间过渡类型
 C. 分布近似于正态曲线
 D. 相对性状间差异明显
 E. 分布范围广泛

2. 在一个随机杂交的群体中,多基因遗传的变异范围广泛,大多数个体接近于中间类型,极端变异的个体极少。这些变异产生是由
 A. 遗传基础的作用大小决定的
 B. 多基因遗传基础和环境因素共同作用的结果
 C. 环境因素的作用大小决定的
 D. 群体大小决定的
 E. 多对基因的分离和自由组合作用的结果

3. 下列关于多基因遗传的说法**错误**的是
 A. 遗传基础是主要的影响因素
 B. 多为两对以上等位基因作用
 C. 微效基因是共显性的
 D. 环境因素起到不可替代的作用
 E. 微效基因和环境因素共同作用

4. 在多基因遗传中起作用的基因是
 A. 隐性基因

B. 外源基因

C. 显性基因

D. 微效基因

E. mtDNA 基因

5. 在形成累加效应中起作用的多个基因是

A. 共显性基因

B. 隐性基因

C. 显性基因

D. 显性、隐性基因

E. mtDNA 基因

6. 多基因遗传和单基因遗传的共同特征是

A. 基因型与表现型的关系明确

B. 基因是共显性

C. 基因的作用可累加

D. 不同个体之间有本质的区别

E. 基因呈孟德尔方式传递

7. 如果某种遗传性状的变异在群体中的分布只有一个峰，这种性状称

A. 数量性状

B. 显性性状

C. 隐性性状

D. 质量性状

E. 单基因性状

8. 有两个唇腭裂患者家系，其中 A 家系有 3 个患者，B 家系有 2 个患者，这两个家系的再发风险是

A. 等于群体发病率

B. 小于群体发病率

C. B 家系大于 A 家系

D. A 家系大于 B 家系

E. A 家系等于 B 家系

9. 某种多基因病在群体中的发病率为 1%，其遗传度为 80%，患者一级亲属发病率为

A. 1%

B. 2%

C. 1/4

D. 1/10

E. 1/4

10. 下列哪项是微效基因所**不具备**的特点

A. 有累加作用

B. 共显性

C. 作用微效

D. 是显性基因

E. 两对或两对以上共同作用

11. 数量性状的特征是

A. 变异在不同水平上分布平均

B. 变异分布不连续，呈双峰曲线

C. 变异分布连续，呈双峰曲线

D. 变异分为 2～3 群，个体间差异显著

E. 变异分布连续，呈单峰曲线

12. 下列哪项**不符合**数量性状变异特点的是

A. 群体中性状变异曲线是不连续的

B. 大部分个体的表现型都接近于中间类型

C. 一对性状存在着一系列中间过渡类型

D. 一对性状间无质的差异

E. 分布近似于正态曲线

13. 下列哪项**不属于**多基因病特点的是

A. 环境因素起一定作用

B. 有家族聚集倾向

C. 患者同胞发病率风险约为 1/4 或 1/2

D. 系谱分析不属于孟德尔遗传方式

E. 群体发病率大于 0.1%

14. 下列属于数量性状的是

A. 多指

B. 血压

C. 红绿色盲

D. 先天聋哑

E. ABO 血型

15. 下列属于质量性状的是

A. 肤色

B. 高度近视

C. 血压

D. 智力

E. 身高

16. 在多基因遗传中，两个中间类型的个体杂交所产生的子代

A. 均为极端个体

B. 多数为中间个体，少数为极端个体

C. 均为中间个体

D. 多数为极端个体，少数为中间个体

E. 极端个体和中间个体各占一半

17. 在一个随机杂交的群体中，多基因遗传的变异范围广泛，大多数个体接近于中间类

型，极端变异的个体很少。这些变异产生是由

A. 遗传基因和环境因素共同作用的结果
B. 环境因素的作用大小决定的
C. 主基因作用
D. 多对基因的分离和自由组合的作用的结果
E. 遗传基因的作用大小决定的

18. 遗传度是指
    A. 遗传病发病率的高低
    B. 遗传因素对性状的影响程度
    C. 致病基因危害的程度
    D. 遗传性状的表现程度
    E. 遗传性状的异质性

19. 多基因遗传病的遗传度越高，则表示该种多基因病
    A. 主要是遗传因素的作用，环境因素作用较小
    B. 主要是环境因素的作用，遗传因素作用较小
    C. 是环境因素的作用
    D. 是遗传因素的作用
    E. 遗传因素和环境因素的作用各占一半

20. 由遗传和环境决定的发生某种多基因遗传病的风险大小称为
    A. 遗传度
    B. 阈值
    C. 易患性
    D. 表现度
    E. 易感性

21. 衡量遗传因素在多基因遗传病发生中作用大小的是
    A. 标准差
    B. 遗传背景
    C. 易患性
    D. 遗传度
    E. 表现度

22. 基因遗传病中阈值是指造成发病的
    A. 最高的共显性基因数量
    B. 最低的共显性基因数量
    C. 最高的复等位基因数量
    D. 最高的易患性基因数量
    E. 最低的易患性基因数量

23. 多基因病的群体易患性阈值与平均值距离越远，则
    A. 个体易患性平均值越低，群体发病率不变
    B. 个体易患性平均值越低，群体发病率越高
    C. 个体易患性平均值越高，群体发病率越高
    D. 个体易患性平均值越低，群体发病率越低
    E. 个体易患性平均值越高，群体发病率越低

24. 关于多基因遗传病易患性的**错误**说法是
    A. 在群体中，变异是不连续的
    B. 群体中大部分个体的易患性接近平均值
    C. 其变异是一种数量性状
    D. 高达一定限度时，个体发病
    E. 呈正态分布

25. 群体中阈值与易患性平均值之间的距离可通过
    A. 双生子发病一致率计算
    B. 近亲婚配所生子女的发病率高低计算
    C. 群体发病率的高低计算
    D. 患者一级亲属发病率的高低计算
    E. 患者同胞发病率的高低计算

26. 易患性正态分布曲线中，代表发病率的面积是
    A. 阈值与平均值之间的面积
    B. 平均值左面的面积
    C. 平均值右面的面积
    D. 阈值右侧尾部的面积
    E. 阈值左侧尾部的面积

27. 一种遗传病的遗传度为30%～40%，表明
    A. 遗传因素在决定易患性上起主要作用，环境因素的作用是次要的
    B. 环境因素在决定易患性上起主要作用，遗传因素的作用是次要的
    C. 患者一级亲属发病率均为30%～40%
    D. 子代发病率为30%～40%
    E. 患者同胞发病率为30%～40%

28. 下面哪一项符合多基因病易患性平均值与发病率规律
   A. 群体易患性平均值与发病阈值越近，群体发病率越低
   B. 群体易患性平均值越低，群体发病率越高
   C. 群体易患性平均值越高，群体发病率越高
   D. 群体易患性平均值的高低不能反映群体发病率的高低
   E. 群体易患性平均值越高，说明群体中每个个体的发病风险都越大

29. 有些多基因遗传病的群体发病率有性别差异，发病率低的性别
   A. 阈值、患者子女复发风险与一般群体相同
   B. 阈值低，患者子女的复发风险相对较低
   C. 阈值高，患者子女的复发风险相对较低
   D. 阈值低，患者子女的复发风险相对较高
   E. 阈值高，患者子女的复发风险相对较高

30. 遗传度越高的疾病，则
   A. 发病阈值越高
   B. 一卵双生的患病一致率与二卵双生的患病一致率差异越大
   C. 群体发病率越高
   D. 发病率的性别差异越大
   E. 患者病情越严重

31. 下列关于群体易患性的说法**错误**的是
   A. 易患性在群体中呈连续分布
   B. 群体中，易患性平均值不能反映每个个体的发病风险
   C. 群体的易患性平均值越高，群体发病率越高
   D. 群体的易患性平均值越高，阈值越低
   E. 群体中大多数个体的易患性在平均值与阈值之间

32. 下列关于遗传度的估算描述正确的是
   A. 适合于有遗传异质性的疾病
   B. 可通过群体发病率计算
   C. 由同胞、父母和子女分别估算的遗传度不同
   D. 适合于有主基因效应的疾病
   E. 可通过双生子发病一致率计算

33. 利用 Edward 公式估算患者一级亲属的发病风险的条件是
   A. 群体发病率 0.1%～1%，遗传率为 70%～80%
   B. 群体发病率 70%～80%，遗传率为 0.1%～1%
   C. 群体发病率 1%～10%，遗传率为 70%～80%
   D. 群体发病率 70%～80%，遗传率为 1%～10%
   E. 不考虑任何条件，均可使用

34. 一种多基因遗传病的复发风险
   A. 与性别有关，与亲源关系无关
   B. 与该病的遗传率和一般群体的发病率大小都有关
   C. 与一般群体的发病率有关，而与该病的遗传率无关
   D. 与亲缘关系有关，与性别无关
   E. 与该病的遗传率有关，而与一般群体的发病率无关

35. 下列关于多基因病的特点叙述正确的是
   A. 易患性具有种族差异
   B. 随亲属级别的降低，患者亲属发病风险明显增高
   C. 近亲婚配时，子女患病风险增高，且比常染色体隐性遗传显著
   D. 具有家族聚集倾向，有明显的遗传方式
   E. 畸形越轻，再发风险越大

【B 型题】

(36～37 题共用备选答案)
   A. 1/10 000
   B. 1/4
   C. 1%～10%

D. 1/1000

E. 0.1%～1%

36. 多基因遗传患者同胞中的发病率一般为

37. 应用 Edward 公式估计多基因遗传病复发风险，要求群体发病率为

（38～42题共用备选答案）

A. 阈值低

B. 阈值高

C. 发病风险高

D. 群体发病率高

E. 群体发病率低

38. 群体易患性平均值与阈值相距较远

39. 在多基因遗传病中，发病率如有性别差异，则发病率高的性别

40. 某种多基因遗传病男性发病率高于女性，女性患者生育的后代

41. 群体的易患性平均值越高，则

42. 群体易患性平均值越低，则

【X型题】

43. 下列属于数量性状遗传特点的是

A. 变异是不连续的

B. 呈正态分布

C. 相对性状没有明显差异

D. 变异是连续的

44. 根据多基因假说，数量性状的遗传基础为

A. 基因间呈共显性

B. 一对基因

C. 符合孟德尔遗传方式

D. 多对基因

45. 在一个随机杂交的群体中，多基因遗传有以下特点

A. 变异范围广泛

B. 中间类型和极端变异的个体都很多

C. 极端变异的个体很少

D. 大多数个体接近于中间类型

46. 关于多基因遗传，下列哪些说法是正确的

A. 由两对以上的基因控制

B. 每对基因的作用是微小的

C. 基因间是共显性的

D. 受环境因素的影响

47. 多基因病的发病风险受下列哪些因素影响

A. 亲属关系

B. 群体发病率

C. 发病的阈值

D. 近亲婚配

48. 一种多基因病的阈值与平均值相距越近，则其群体

A. 阈值越低

B. 发病率越低

C. 阈值越高

D. 发病率越高

49. 与多基因遗传病的复发风险有关的是

A. 家系中患者人数

B. 遗传率的大小

C. 亲缘关系的远近

D. 群体的发病率

50. 多基因病中，下列哪些条件下患者一级亲属的发病率可用 Edward 公式计算

A. 群体发病率在 1%～10%

B. 群体发病率在 0.1%～1%

C. 遗传度在 70%以下

D. 遗传度在 70%～80%

二、名词解释

1. 数量性状（qualitative character）
2. 质量性状（quantitative character）
3. 多基因遗传（polygenic inheritance）
4. 微效基因（minor gene）
5. 易患性（liability）
6. 遗传率（heritability）

三、问答题

1. 简述数量性状的特点。
2. 简述质量性状与数量性状的区别。

3. 简述多基因假说的论点。
4. 简述多基因遗传的特点。
5. 唇裂在我国人群中的发病率为 1.7/1000。经对有先证者的家系调查，患者一级亲属 1002 人中，有 44 人发病。求唇裂的遗传率。

选择题参考答案

【A 型题】

1. D 2. B 3. A 4. D 5. A 6. E 7. A 8. D 9. D 10. D 11. E 12. A 13. C
14. B 15. B 16. B 17. A 18. B 19. A 20. C 21. D 22. E 23. D 24. A 25. C
26. D 27. B 28. C 29. E 30. B 31. B 32. E 33. A 34. B 35. A

【B 型题】

36. C 37. E 38. E 39. A 40. C 41. D 42. E

【X 型题】

43. BCD 44. ACD 45. ACD 46. ABCD 47. ABCD 48. AD 49. ABCD 50. BD

（王小竹）

第六章 群体遗传

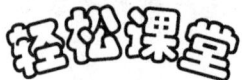

- 孟德尔群体（Mendelian population）：群体的个体享有共同的基因库，通过有性生殖传递基因，可用孟德尔定律进行分析的群体。
- 基因库（gene pool）：有性生殖生物的一个群体中，能进行生殖的所有个体所携带的全部基因或遗传信息。
- 基因型频率（genotype frequency）：群体中某特定基因型个体数占全部个体数的比率。
- 基因频率（gene frequency）：群体中某特定等位基因数量占该基因座全部等位基因总数的比率。
- 群体遗传学（population genetics）：主要研究群体中基因的分布及逐代传递中影响基因频率和基因型频率的因素，通过数学手段研究基因频率和相对应的表型在群体中的分布特征和变化规律。

轻松记忆

基因频率和基因型频率的换算关系

群体中一对等位基因 A 和 a，A 基因频率为 p，a 基因频率为 q，则：
$$p+q=1$$

群体中三种基因型 AA、Aa、aa 的频率分别为 D、H、R，则：
$$p=D+\frac{1}{2}H; \quad q=R+\frac{1}{2}H$$

群体中某基因的频率等于相应纯合基因型的频率加上 $\frac{1}{2}$ 其杂合基因型的频率。

第一节 群体的遗传平衡

一、Hardy-Weinberg 平衡定律

即在一个群体中，如果满足下列所有条件：①群体很大或者无限大；②随机婚配；③没有突变；④没有自然选择；⑤没有大规模迁移及基因流。那么，无论群体起始基因频率如何，只要经过一代的随机交配，群体的基因频率和基因型频率即达到平衡，在一代一代传递中保持不变。这就是遗传平衡定律（law of genetic equilibrium）或 Hardy-Weinberg 定律。这个群体就是遗传平衡群体。

假设在一个理想的群体中，某一基因座上有两个等位基因 A 和 a，其基因频率分别为 p 和 q；$p+q=1$，根据数学原理有 $(p+q)^2=1$，将二项式展开，即：
$$p^2+2pq+q^2=1$$

这一群体中三种可能的基因型：AA、Aa 和 aa，AA 的频率为 p^2，aa 的频率为 q^2，Aa 的频率为 $2pq$。

如果平衡条件不变，基因型频率保持平衡状态：
$$AA : Aa : aa = p^2 : 2pq : q^2$$

遗传平衡群体的基因频率和基因型频率可用下列公式表示：
$$(p+q)^2 = p^2 + 2pq + q^2 = 1$$

二、Hardy-Weinberg 定律的应用

（一）Hardy-Weinberg 平衡的判定

例：假设某一基因座上有一对等位基因 A 和 a，则组成 AA、Aa 和 aa 三种基因型，在 2000 人的一个群体中有：
$$AA = 500 \text{ 人}；Aa = 1000 \text{ 人}；aa = 500 \text{ 人}$$

显性纯合子（AA）的频率：　　　　$D = 0.25$
杂合子（Aa）的频率：　　　　　　$H = 0.5$
隐性纯合子（aa）的频率：　　　　$R = 0.25$

计算基因频率：
$$p = D + \frac{1}{2}H = 0.25 + 0.5 \times 0.5 = 0.5$$
$$q = R + \frac{1}{2}H = 0.25 + 0.5 \times 0.5 = 0.5$$

如果该群体是遗传平衡群体，这些数据的预期值为：
$$D = p^2 = 0.5 \times 0.5 = 0.25$$
$$H = 2pq = 2 \times 0.5 \times 0.5 = 0.5$$
$$R = q^2 = 0.5 \times 0.5 = 0.25$$

通过比较，基因型观察值和预期值完全一样，该等位基因频率和基因型频率分布符合 Hardy-Weinberg 平衡。该群体为遗传平衡群体。

- 如果观察值和预期值不一致，需通过 χ^2 显著检验来判断其是否平衡。
- 当 $p > 0.05$ 时，表示预期值和观察值之间没有统计学意义，等位基因频率和基因型频率分布符合 Hardy-Weinberg 平衡；
- 当 $p < 0.05$ 时，表示预期值和观察值之间有统计学意义，则认为等位基因频率和基因型频率分布不符合 Hardy-Weinberg 平衡。

（二）Hardy-Weinberg 平衡在遗传咨询中的应用

- 已知一个群体中某一性状的频率，计算等位基因频率和杂合子频率。

例：一个常染色体隐性遗传病在某群体的发病率为 $\dfrac{1}{10\,000}$，计算该群体的致病基因携带者的预期频率。

常染色体隐性遗传病发病率为：$q^2 = 10^{-4}$，$q = 10^{-2}$ 或 $\dfrac{1}{100}$
$$p = 1 - q = 1 - \frac{1}{100} = \frac{99}{100}$$

群体中携带者的预期频率为：$2pq = 2 \times \dfrac{99}{100} \times \dfrac{1}{100} \approx \dfrac{1}{50}$

- 常染色体隐性遗传病患儿的双亲是肯定携带者，离异后与群体中任意个体再婚，假设新配偶的家族中无相同疾病的家族史，再生出患儿的风险是多少？

$$（肯定携带者的风险）×（新配偶为携带者的风险）× \frac{1}{4} = 1 × \frac{1}{50} × \frac{1}{4} = \frac{1}{200}$$

- 对于罕见的隐性遗传病（$q^2 \leqslant 0.0001$）：$p \approx 1$，$2pq \approx 2q$。所以，群体中杂合携带者的数量 $2q$ 远远高于患者 q^2。隐性遗传病的发病率（q^2）越低，携带者和患者 $\frac{2pq}{q^2}$ 的比率越高。
- X 连锁基因频率，因为男性为半合子，男性发病率等于突变基因频率 q。
- 对于一种相对罕见的 X 连锁隐性遗传病如血友病 A：男性发病率为 $\frac{1}{5000}$，$q = \frac{1}{5000}$，人群中杂合子频率 $2q$，即 $\frac{1}{2500}$，男性患者比女性患者发病率高，q（男）$> q^2$（女）。
- X 连锁显性遗传病，男性患者是女性患者的 $\frac{1}{2}$。

第二节　影响遗传平衡的因素

一、非随机婚配

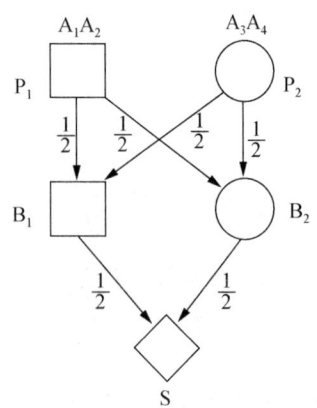

图 6-1　同胞兄妹婚配中等位基因的传递图解

- 选型婚配（assortative mating）：即选择具有某些特征（如身高、智力、种族）的配偶。
- 近亲婚配（consanguinous mating）：即有共同祖先血缘关系的亲属之间的婚配，尽管表面上不改变等位基因频率，但可以增加纯合子的比例；由于不利的隐性表型面临被选择，因此最终改变了后代的等位基因频率。
- 近婚系数：近亲婚配中的夫妻双方可能从共同祖先继承到同一基因，婚后又可能把同一基因传递给他们的子女，使之成为纯合子的概率，称为近婚系数（inbreeding coefficient，F）。

从图 6-1 可以看出：

S 的基因型为：　　A1A1 的概率 $= \left(\frac{1}{2}\right)^4$

A2A2 的概率 $= \left(\frac{1}{2}\right)^4$

A3A3 的概率 $= \left(\frac{1}{2}\right)^4$

A4A4 的概率 $= \left(\frac{1}{2}\right)^4$

S 形成纯合子的总概率 $= 4 × \left(\frac{1}{2}\right)^4 = \frac{1}{4}$。

因此，一级亲属间的近婚系数 $F = \frac{1}{4}$。同理可以推算出：

二级亲属如舅甥女（或姑侄）之间婚配，其近婚系数 $F = \frac{1}{8}$；

三级亲属如表兄妹之间的婚配，其近婚系数 $F = \frac{1}{16}$；

五级亲属的近婚系数 $F=\dfrac{1}{64}$。

X 连锁基因的近婚系数的计算：

在姨表兄妹婚配中（图 6-2），等位基因 X_1 由 P_1 经 B_1、C_1 传至 S，只需计为传递 1 步；基因 X_1 经 B_2、C_2 传至 S 则传递 2 步。所以，S 为 X_1X_1 的概率为 $\left(\dfrac{1}{2}\right)^3$。等位基因 X_2 由 P_2 经 B_1、C_1 传至 S，需计为传递 2 步；基因 X_2 经 B_2、C_2 传至 S，需计为 3 步。所以，S 为 X_2X_2 的概率为 $\left(\dfrac{1}{2}\right)^5$。同理，S 为 X_3X_3 的概率也是 $\left(\dfrac{1}{2}\right)^5$。

> **轻松记忆**
>
> 一级亲属间的近婚系数 $F=\dfrac{1}{4}$
>
> 二级亲属间的近婚系数 $F=\dfrac{1}{8}$
>
> 三级亲属间的近婚系数 $F=\dfrac{1}{16}$
>
> 五级亲属间的近婚系数 $F=\dfrac{1}{64}$

因此，对 X 连锁基因来说，姨表兄妹婚配的近婚系数 F 为 $=\left(\dfrac{1}{2}\right)^3+2\times\left(\dfrac{1}{2}\right)^5=\dfrac{3}{16}$。

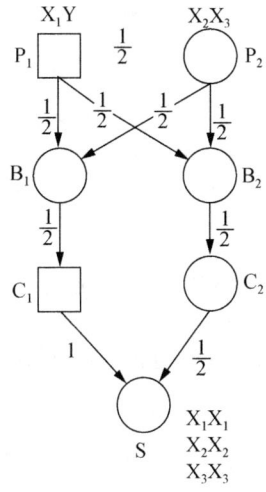

图 6-2　姨表兄妹婚配中，X 连锁基因的传递图解

> **轻松记忆**
>
> 对 X 连锁基因：
>
> 姨表兄妹婚配的近婚系数 $F=\dfrac{3}{16}$
>
> 舅表兄妹婚配的近婚系数 $F=\dfrac{1}{8}$
>
> 姑表兄妹婚配的近婚系数 $F=0$
>
> 堂表兄妹婚配的近婚系数 $F=0$

仅就 X 连锁基因来看，姨表兄妹婚配或舅表兄妹婚配比姑表兄妹或堂表兄妹危害还要大。

● 近亲婚配的危害：主要表现在增加隐性纯合子的频率。

以表兄妹婚配为例（图 6-3），他们所生的子女（S）是隐性纯合子（aa）的原因：

①由于父母（C_1 和 C_2）近亲婚配，从共同祖先（P_1 和 P_2）传递得到基因 a，在这种情况下，如果群体中基因 a 的频率为 q，S 为 aa 的总概率是 $Fq=\left(\dfrac{1}{16}\right)q$（表兄妹为三级亲属 $F=\dfrac{1}{16}$）。

②分别由两个不同祖先得到基因 a

S 为 aa 的总概率为 $(1-F)q^2=\left(1-\dfrac{1}{16}\right)q^2=\left(\dfrac{15}{16}\right)q^2$

表兄妹婚配的发病风险为

$$Fq+(1-F)q^2=\left(\dfrac{1}{16}\right)q+\left(\dfrac{15}{16}\right)q^2=\dfrac{q}{16}(1+15q)=\dfrac{pq}{16}+q^2$$

在随机婚配中，所生子女的纯合子（aa）频率为 q^2，近亲婚配与随机婚配后代患病的概率的比例为 $\dfrac{pq}{16}+q^2:q^2$。

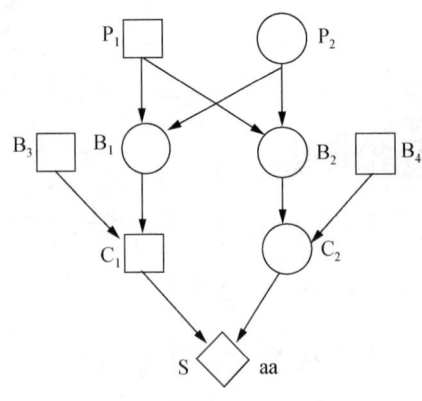

图 6-3 表兄妹婚配中隐性基因的传递

因此，表亲婚配的有害效应使子女中隐性纯合子频率增高了 $\frac{pq}{16}$。这种有害效应的大小与隐性基因频率（q）有关。隐性遗传病越罕见，患儿来自表亲婚配的概率越大。

二、选择

选择反映了环境因素对特定表型或基因型的作用，它可以是正性选择，也可以是负性选择。实际上对特定缺陷的表型往往由于生育力下降，呈现负性选择。

适合度（fitness，f）：指一定环境条件下，某一基因型个体能够生存并能将基因传给后代的相对能力。遗传学上用适合度来衡量生育力的大小：当适合度为 0 时，表示遗传性致死，即无生育力；当适合度为 1 时，为生育力正常。

选择系数（selection coefficient，s）：指在选择作用下适合度降低的程度，用 s 表示。s 反映了某一基因型在群体中不利于存在的程度，因此 s＝1－f。

三、突变

突变率（mutation rate）：一个基因发生突变的概率称为突变率。用每代每个配子中每个基因座的突变数量来表示。一般只有百万分之几，用 $n×10^{-6}$/（基因·代）表示。

四、遗传漂变

遗传漂变（genetic drift）：是指在小群体中由于世代间配子的随机抽样造成的误差所导致的基因频率的随机波动，也称为随机遗传漂变（random genetic drift）。

建立者效应（founder effect）：又称"奠基者效应"，由少数个体的基因频率决定了它们后代中的基因频率的效应，这种机制称为建立者效应（founder effect），是一种极端的遗传漂变作用。

五、基因流

随着群体迁移，两个群体混合并相互婚配，新的等位基因进入另一群体，将导致基因频率改变，这种等位基因跨越种族或地界的渐近混合称之为基因流（gene flow）。

第三节 遗传负荷

遗传负荷是由群体中导致适合度下降的所有有害基因构成。遗传负荷主要有突变负荷和分离负荷，受近亲婚配和环境因素的影响。

一、突变负荷

突变负荷（mutation load）是遗传负荷的主要部分，是由于基因的有害或致死突变而降低了适合度，给群体带来的负荷。突变负荷的大小取决于突变率（μ）和突变基因的选择系数（s）。

二、分离负荷

分离负荷（segregation load）是指由于杂合子（Aa）和杂合子（Aa）之间的婚配，后代中有 1/4 为纯合子（aa），其适合度降低，因而导致群体适合度的降低，造成遗传负荷增加；如果纯合子（aa）的选择系数越大，适合度降低越明显，群体遗传负荷的增加越显著。

三、影响遗传负荷的因素

1. 近亲婚配对遗传负荷的影响
2. 环境对遗传负荷的影响　①电离辐射；②化学诱变剂。

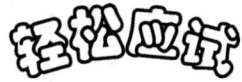

一、选择题

【A 型题】

1. 基因型频率是指
   A. 一个群体中某一基因型与群体中全部基因型类型的比率
   B. 一个群体中某个基因位点上所有基因型类型占该群体全部基因型类型的比率
   C. 一个群体中某一基因型的个体占该基因位点所有基因型类型的比率
   D. 一个群体中某一基因型的个体占群体中全部个体的比率
   E. 一个群体中某一基因型的个体占群体中全部基因型类型的比率

2. 遗传漂变是指
   A. 基因频率的增加
   B. 基因频率的降低
   C. 基因频率在小群体中的随机增减
   D. 基因在群体中的迁移
   E. 基因由 A 变为 a 或由 a 变为 A

3. 一个群体经随机交配一代后，代代相传，保持不变的是
   A. 基因频率和基因型频率
   B. 基因频率和表现型频率
   C. 基因型频率和表现型频率
   D. 群体中各种基因的总数
   E. 群体中个体的总数

4. 下列群体中属于平衡群体的是
   A. AA 50；Aa 50；aa 50
   B. AA 50；Aa 100；aa 50
   C. AA 25；Aa 100；aa 25
   D. AA 50；Aa 150；aa 50
   E. AA 50；Aa 200；aa 50

5. 已知群体中基因型 AA、Aa 和 aa 的频率分别为 0.4，0.5 和 0.1，则基因 a 的频率为
   A. 0.65
   B. 0.45
   C. 0.35
   D. 0.30
   E. 0.25

6. 已知群体中基因型 AA、Aa 和 aa 的频率分别为 0.6、0.3 和 0.1，则基因 a 的频率为
   A. 0.65
   B. 0.45
   C. 0.35
   D. 0.30
   E. 0.25

7. 在一个遗传平衡群体中，如果某一性状的隐性表型（aa）的频率是 0.0001，杂合子 Aa 的频率是
   A. 0.01
   B. 0.02
   C. 0.001
   D. 0.002
   E. 0.0002

8. 某一群体中的先天性聋哑（AR）的发病率为 1/10 000，一对表型正常的姨表兄妹婚配，他们后代罹患先天性聋哑的风险是
   A. 1/100
   B. 1/200
   C. 1/400
   D. 1/800
   E. 1/1600

9. 在一个遗传平衡群体中，如果某一遗传病（XR）的男性发病率为 0.02，则女性发病的概率为
   A. 0.02
   B. 0.04
   C. 0.0004
   D. 0.0002
   E. 0.004

10. 某一常染色体隐性遗传病的发病率为 4/10 000，该群体中的携带者频率是
    A. 0.01
    B. 0.02
    C. 0.04
    D. 0.0002
    E. 0.004

11. 在一个遗传平衡群体中，如果某一遗传病（XR）的致病基因的频率为 0.07，则男、女发病率分别为
    A. 0.07；0.0049
    B. 0.0049；0.0049
    C. 0.07；0.07
    D. 0.0049；0.07
    E. 0.049；0.07

12. 舅舅与外甥女之间 X 连锁基因的近婚系数是
    A. 0
    B. 1/4
    C. 1/8
    D. 1/16
    E. 1/64

13. 三级亲属的近婚系数为
    A. 1/2
    B. 1/4
    C. 1/8
    D. 1/16
    E. 1/32

14. 姨表兄妹婚配 X 连锁基因的近婚系数为
    A. 1/2
    B. 1/4
    C. 1/8
    D. 1/16
    E. 3/16

【B 型题】

（15～17 题共用备选答案）
   A. 0.000001
   B. 0.001
   C. 0.000002
   D. 0.002
   E. 0.02

15. 在一个平衡群体中，致病基因 a 的频率是 0.001，群体发病率为

16. 若一个遗传平衡群体中，a 基因的频率是 0.001，杂合子 Aa 的频率是

17. 若一个遗传平衡群体中，aa 的频率是 0.0001，杂合子 Aa 的频率是

（18～20 题共用备选答案）
   A. 基因频率和基因型频率
   B. 基因型频率和表现型频率
   C. 基因型频率
   D. 表现型频率
   E. 基因频率

18. 知道群体基因型频率，可求出

19. 要定量表示群体的遗传组成，即要定量群体的

20. 在遗传平衡的群体内，代代相传保持不变的是

（21～23 题共用备选答案）
   A. 几乎均为男性患者
   B. 几乎均为女性患者
   C. 女性患者约是男性患者的 2 倍
   D. 男性患者约是女性患者的 2 倍
   E. 男女患者比例约为 1：1

21. 对于一种罕见的 X 连锁隐性遗传病，群体中男女患者的比例为

22. 对于 X 连锁显性遗传病，群体中男女患者的比例为

23. 对于常染色体遗传病，群体中男女患者的比例为

（24～26 题共用备选答案）
   A. 0.006
   B. 0.000006
   C. 0.000009
   D. 0.003

E. 0.009

24. 对于X连锁隐性遗传病，在一个遗传平衡群体中，若男性发病率为0.003，则女性发病率为

25. 在上述群体中，女性携带者的频率为

26. 对于X连锁显性遗传病，在一个遗传平衡群体中，若男性发病率为0.000003，则女性发病率为

（27~30题共用备选答案）

A. AA
B. Aa
C. aa
D. AA 和 Aa
E. Aa 和 aa

27. 当选择对常染色体显性基因的作用时，被选择的个体为

28. 当选择对常染色体隐性基因的作用时，被选择的个体为

29. 当对常染色体显性基因的作用时，适合度为1的个体为

30. 当对常染色体隐性基因的作用时，适合度为1的个体为

（31~34题共用备选答案）

A. 1/2
B. 1/4
C. 1/8
D. 1/16
E. 1/32

31. 对于常染色体基因，表兄妹婚配后代的近交系数为

32. 对于常染色体基因，隔山表兄妹婚配后代的近交系数为

33. 叔与侄女的亲缘系数为

34. 同胞之间的亲缘系数为

【X型题】

35. 下列各项中属于维持群体平衡条件的是
    A. 群体很大
    B. 近亲婚配
    C. 随机遗传漂变
    D. 没有选择

36. 群体遗传平衡定律适用于
    A. 常染色体上的一对等位基因
    B. 常染色体上的复等位基因
    C. X-连锁基因
    D. 仅为常染色体基因

37. 对于一种罕见的X连锁隐性遗传病，群体中
    A. 患者几乎均为女性
    B. 患者几乎均为男性
    C. 女性携带者约是男性患者的2倍
    D. 男性患者约是女性患者的2倍

38. 群体中的平衡多态表现为
    A. DNA多态性
    B. 染色体多态性
    C. 蛋白质多态性
    D. 酶多态性

39. Hardy-Weinberg平衡定律是指
    A. 在一个大群体中
    B. 随机婚配

    C. 没有突变和迁移
    D. 群体基因频率和基因型频率世代传递保持不变

40. 当突变和回复突变达到平衡时，群体的基因频率的大小取决于
    A. 初始基因频率
    B. 初始基因型频率
    C. 正向突变率 μ
    D. 负向突变率 v

41. 选择对不同基因作用时，它所选择的对象不同
    A. 当对常染色体显性基因的作用时，被选择的个体主要为AA
    B. 当对常染色体显性基因的作用时，被选择的个体为AA和Aa
    C. 当对常染色体隐性基因的作用时，被选择的个体为aa
    D. 当对X-连锁隐性基因的作用时，被选择的个体主要为男性

42. 选择放松对不同基因的影响效果不同，它使
    A. 显性致病基因的频率增加快
    B. 隐性致病基因的频率增加快
    C. 显性致病基因的频率增加慢

D. 隐性致病基因的频率增加慢

43. 近婚系数为 1/16 的婚配关系为
    A. 堂兄妹
    B. 姨与外甥
    C. 表兄妹
    D. 叔与侄女

44. 亲缘系数为 1/4 的亲属关系为
    A. 表兄妹
    B. 叔与侄女
    C. 同胞
    D. 姨与外甥

二、名词解释

1. 群体（population）
2. 基因库（gene pool）
3. 基因频率（gene frequency）
4. 基因型频率（genotype frequency）
5. 适合度（fitness）
6. 选择系数（selective coefficient）
7. 遗传漂变（genetic drift）
8. 近婚系数（inbreeding coefficient）

三、问答题

1. 经调查某地区 MN 血型分布比例为 M：23.74％；N：26.58％；MN：49.68％。该地区有一青年血型为 MN，其母为 N，其父已故，求其父为 M、N、MN 型的概率。

2. 在某一人群中，白化病的发病率约为 1/10 000，假定该群体为遗传平衡群体，则求：①携带者的频率；②携带者与患者的比例。

3. 红绿色盲（XR）的男性发病率为 0.07，试求在遗传平衡群体中女性的：①携带者的概率；②红绿色盲的概率；③夫妻均为红绿色盲的概率。

4. 某群体中苯丙酮尿症的发病率若为 4/10 000，如果该群体中一对二级亲属婚配，所生子女患病的概率为多少？

5. 在一个遗传平衡的群体中，血友病 A 的男性发病率为 8/100 000，适合度为 0.25，求这个群体中控制该病的致病基因的突变率。

6. 一个群体中，某遗传病（AR）的发病率为 1/10 000。求该群体中一对表兄妹结婚所生子女患该病的概率比正常人婚配时高多少倍？

7. 假设在某一群体中，小儿黑矇性白痴（常染色体隐性）的致病基因的频率约为 0.01。请问：①两个无亲缘关系的个体婚配产生一患儿的概率是多少？②如果表兄妹之间婚配，这种概率是增加还是减少？如果增加，那么是两个无亲缘关系的个体婚配的多少倍？

选择题参考答案

【A 型题】
1. D 2. C 3. A 4. B 5. C 6. E 7. B 8. E 9. C 10. C 11. A 12. C 13. D 14. E

【B 型题】
15. A 16. D 17. E 18. E 19. A 20. A 21. A 22. C 23. E 24. C 25. A 26. B 27. D 28. C 29. C 30. D 31. D 32. E 33. B 34. A

【X 型题】
35. AD 36. ABC 37. BC 38. ABCD 39. ABCD 40. CD 41. BCD 42. AD 43. AC 44. BD

（吴白燕）

第七章 线粒体疾病的遗传

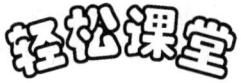

线粒体是真核细胞的能量代谢中心,同时也是唯一存在核外遗传物质 DNA 的亚细胞器。线粒体内含有 DNA 和转译系统,能够进行半自主性复制、转录和翻译,其突变可以导致线粒体功能异常,从而引起许多人类疾病。

第一节 人类线粒体基因组

线粒体 DNA(mitochondrial DNA,mtDNA)是独立于细胞核染色体外的基因组,为非孟德尔遗传方式,又称核外遗传。在细胞中含量丰富(平均每个人体细胞中含有数以百计的线粒体,一个线粒体内有 2~10 个拷贝的 DNA)。

一、线粒体基因组的结构

线粒体基因组全长 16 569bp,不与组蛋白结合,呈裸露闭环双链状,由重链和轻链组成(图 7-1)。

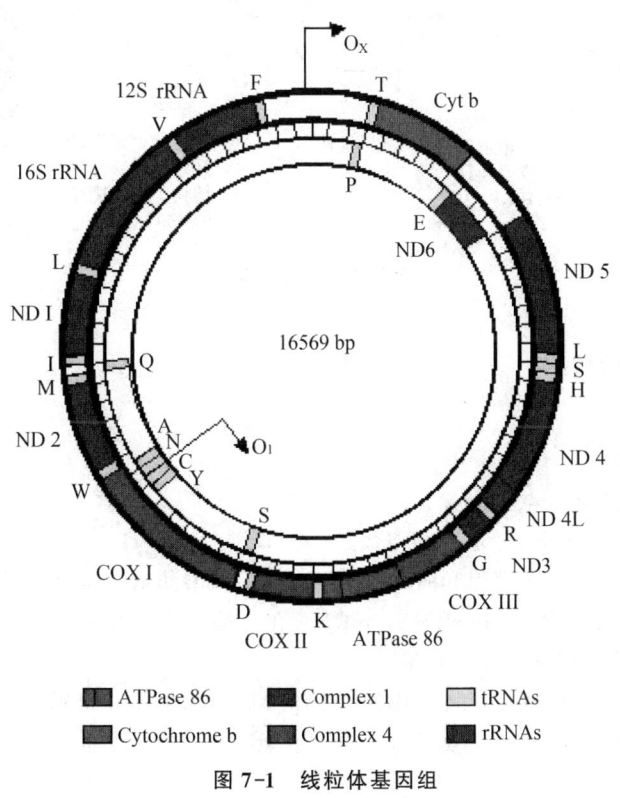

图 7-1 线粒体基因组

> **轻松记忆**
>
> 一六五六九，闭环双链裸；编码基因三十七，功能蛋白一十三。

mtDNA分为编码区与非编码区，编码区包括37个基因：2个基因编码rRNA（16S、12S），22个基因编码tRNA，13个基因编码与线粒体氧化磷酸化功能相关的蛋白质。

线粒体基因组中基因排列紧凑，利用率极高。无启动子和内含子，缺少终止密码子，仅以U或UA结尾。基因间隔区只占mtDNA总长度的0.5%。因而，mtDNA任何区域的突变都可能导致线粒体功能的病理性改变。

mtDNA有两段非编码区，一是控制区（control-region，CR），又称D环区，与mtDNA的复制及转录有关；另一个是L链复制起始区。

二、线粒体DNA的复制

mtDNA进行半保留复制，又称D-环复制；当H链合成结束时，L链只合成了1/3，此时mtDNA有两个环：一个是已完成复制的环状双链DNA，另一个是正在复制、有部分单链的DNA环（图7-2）。

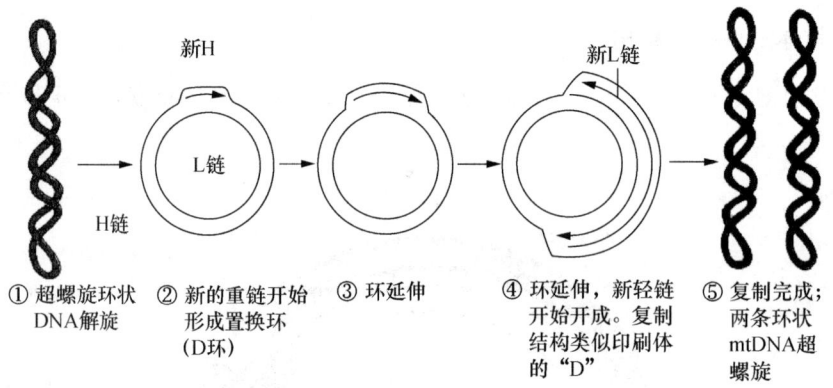

图7-2 D-环复制

三、线粒体基因的转录

mtDNA转录特点：

- 两条链均有编码功能。
- 两条链以相同速率转录。
- mtDNA的基因之间无终止子。
- tRNA基因通常位于mRNA基因和rRNA基因之间，核酸酶剪切初级转录产物中tRNA序列，形成单基因的mRNA、tRNA和rRNA，mRNA在3′端合成一段polyA，成为成熟的mRNA。
- mtDNA的遗传密码与nDNA不完全相同。
- 线粒体中的tRNA兼用性较强，1个tRNA往往可识别几个简并密码子，22个tRNA便可识别线粒体mRNA的全部密码子（表7-1）。

表 7-1　丙氨酸（Ala）的 tRNA 反密码子摆动

密码子	反密码子	
	核 tRNA	线粒体 tRNA
GCU、GCC GCA、GCG	GGC UGC	UGC

第二节　线粒体基因的突变

一、突变率

- mtDNA 突变率比 nDNA 高 10～20 倍，其原因有以下几点：
  ①mtDNA 中基因排列紧凑；
  ②mtDNA 缺乏组蛋白的保护；
  ③mtDNA 位于线粒体内膜附近，易受氧化损伤；
  ④mtDNA 复制频率较高，复制不对称。亲代 H 链单链状态可自发脱氨基，导致点突变；
  ⑤缺乏有效的 DNA 损伤修复能力。
- 确定一个 mtDNA 是否为致病性突变，有以下几个标准：
  ①突变发生于高度保守的序列或突变位点有明显的功能重要性；
  ②突变引起呼吸链缺损；
  ③正常人群中未发现该 mtDNA 突变类型；
  ④有异质性存在，而且异质性程度与疾病严重程度呈正相关。

二、突变类型

（一）点突变

点突变发生的位置不同，所产生的效应也不同。2/3 的点突变发生在 tRNA 或 rRNA 基因上，影响了多肽链的翻译过程，导致呼吸链中多种酶合成障碍；点突变发生于 mRNA 相关的基因上，可导致多肽链合成过程中的错义突变。

（二）大片段重组

mtDNA 的大片段重组包括缺失和重复，以缺失较为常见。引起 mtDNA 缺失的原因可能是 mtDNA 分子中同向重复序列的滑动复制或同源重组，典型疾病为 KSS、慢性进行性眼外肌瘫痪（CPEO）等。

（三）mtDNA 数量减少

mtDNA 数量的减少可为常染色体显性或隐性遗传，即提示该病由核基因缺陷所致线粒体功能障碍。

三、突变的修复

mtDNA 的修复机制主要有两种：切除修复和转移修复。线粒体修复酶种类较少，修复能力远低于 nDNA，在分裂终末组织（如脑组织）中则无酶活性。

第三节 线粒体疾病的遗传特点

一、母系遗传

在精卵结合时,受精卵中的线粒体DNA几乎全都来自于卵子,而是表现为母系遗传(maternal inheritance),由于双亲信息的不等量表现决定了线粒体遗传病的传递方式不符合孟德尔遗传(图7-3)。

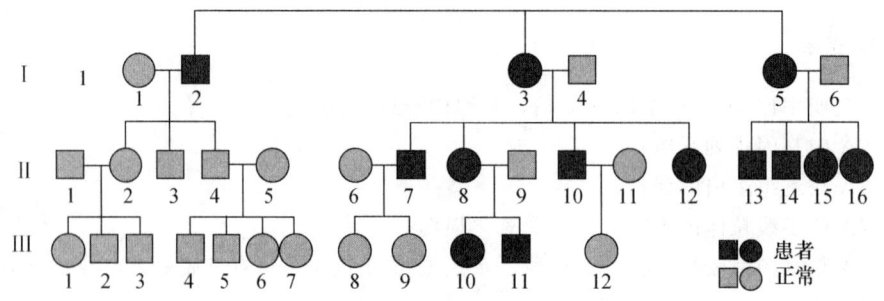

图7-3 线粒体母系遗传方式

人类的每个卵细胞中大约有10万个mtDNA,但只有随机的一小部分(2～200个)可以进入成熟的卵细胞传给子代,这种卵细胞形成期mtDNA数量剧减的过程称"遗传瓶颈效应"。瓶颈效应限制了其下传mtDNA的数量及种类,产生异质mtDNA的数量及种类各不相同的卵细胞,造成子代个体间明显的异质性差异。

二、异质性

- 同质性(homoplasmy):指同一组织或细胞中的mtDNA分子都是一致的。
- 异质性(heteroplasmy):指同一组织或细胞中存在两种或两种以上类型的mtDNA。
- 异质性的发生机制可能是由于mtDNA发生突变或受精卵中存在的异质mtDNA在卵裂过程中被随机分配于子细胞中。

不同组织中异质性水平的比率和发生率各不相同,中枢神经系统、肌肉异质性的发生率较高,血液中异质性的发生率较低;成人中的发生率高于儿童。

三、阈值效应

突变型mtDNA的表达受细胞中线粒体的异质性水平以及组织器官所需的最低能量影响,可产生不同的外显率和表现度。

异质性细胞的表现型依赖于细胞内突变型和野生型mtDNA的相对比例,能引起特定组织器官功能障碍的突变mtDNA的最少数量称阈值。在特定组织中,突变型mtDNA积累到一定程度,超过阈值时,能量的产生就会急剧地降到正常的细胞、组织和器官的功能最低需求量以下,引起某些器官或组织功能异常,其能量缺损程度与突变型mtDNA所占的比例大致相当。

阈值易受突变类型、组织、老化程度变化的影响,个体差异大。不同的组织器官对能量的依赖程度不同,对能量依赖程度较高的组织易受到OXPHOS损伤的影响,较低的突变型mtDNA水平就会引起临床症状。同一组织在不同功能状态对OXPHOS损伤的敏感性也不同。线粒体疾病的临床多样性与发育阶段有关。突变 mtDNA 随年龄增加在细胞中逐渐积累，因而线粒体疾病常表现为与年龄相关的渐进性加重。

轻松记忆

中枢神经肌心胰，肾肝需求随其后。能量依赖高到低，突变效应大不同。

四、不均等的有丝分裂分离

突变型和野生型 mtDNA 随细胞分离，随机地分配到子细胞中，使子细胞拥有不同比例的突变型 mtDNA 分子，这种随机分配导致 mtDNA 异质性变化的过程称为复制分离。在连续的分裂过程中，异质性细胞中突变型 mtDNA 和野生型 mtDNA 的比例会发生漂变，向同质性的方向发展。分裂旺盛的细胞（如血细胞）逐渐成为只有野生型 mtDNA 的同质性细胞。在分裂不旺盛的细胞（如肌细胞）中突变 mtDNA 逐渐积累，形成只有突变型 mtDNA 的同质性细胞。漂变的结果，表型也随之发生改变。

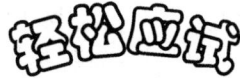

一、选择题

【A 型题】

1. 线粒体 DNA 的进化率比核 DNA 的进化率
   A. 高
   B. 低
   C. 一样高
   D. 低
   E. 以上都不是

2. 线粒体是一个半自主性细胞器，因为其 DNA
   A. 不能够独立复制，需要 nDNA 提供复制所需要的酶
   B. 能够独立复制，转录和翻译其所需的部分蛋白质
   C. 能够自我复制
   D. 是母系遗传的
   E. 以上都不对

3. mtDNA 的突变
   A. 来源在所有组织细胞中
   B. 仅来源在生殖细胞中
   C. 仅来源在体细胞中
   D. 仅来源在肌肉组织中
   E. 仅来源在心肌细胞中

4. mtDNA 指
   A. 突变的 DNA
   B. 核 DNA
   C. 启动子顺序
   D. 线粒体 DNA
   E. 质粒 DNA

5. 下列关于 mtDNA 的描述**不正确**的是
   A. mtDNA 的表达与核 DNA 无关
   B. mtDNA 是双链环状 DNA
   C. mtDNA 转录方式类似于原核细胞
   D. mtDNA 有重链和轻链之分
   E. mtDNA 的两条链都有编码功能

6. 线粒体的遗传方式属于
   A. 多基因遗传
   B. 显性遗传
   C. 母系遗传
   D. 隐性遗传
   E. 体细胞遗传

7. mtDNA 的结构特点是

A. 全长 16.6 kb，不与组蛋白结合，为裸露闭环单链
B. 全长 61.6 kb，不与组蛋白结合，为裸露闭环双链
C. 全长 16.6 kb，与组蛋白结合，为闭环单链
D. 全长 16.6 kb，与组蛋白结合，为闭环双链
E. 全长 16.6 kb，不与组蛋白结合，为裸露闭环双链

8. 人类线粒体基因组含有的基因数目是
   A. 35
   B. 36
   C. 37
   D. 38
   E. 39

9. 受精卵中的线粒体来源是
   A. 几乎全部来自精子
   B. 几乎全部来自卵子
   C. 精子和卵子各提供 1/2
   D. 不会来自卵子
   E. 大部分来自精子

10. mtDNA 中含有的基因是

    A. 12 个 rRNA 基因、2 个 tRNA 基因、13 个 mRNA 基因
    B. 22 个 rRNA 基因、12 个 tRNA 基因、13 个 mRNA 基因
    C. 22 个 rRNA 基因、2 个 tRNA 基因、23 个 mRNA 基因
    D. 22 个 rRNA 基因、2 个 tRNA 基因、13 个 mRNA 基因
    E. 12 个 rRNA 基因、2 个 tRNA 基因、23 个 mRNA 基因

11. 遗传瓶颈效应指
    A. 卵细胞形成期 mtRNA 数量剧减
    B. 卵细胞形成期 nDNA 数量剧减
    C. 受精过程中 nDNA 数量剧减
    D. 受精过程中 mtDNA 数量剧减
    E. 卵细胞形成期突变 mtRNA 数量剧减

12. 最易受阈值效应影响受累的组织是
    A. 心脏
    B. 肝
    C. 骨骼肌
    D. 肾
    E. 中枢神经系统

【B 型题】

(13～15 题共用备选答案)
    A. 12 种多肽链、12S rRNA、16S rRNA 和 14 种 tRNA
    B. 13 种多肽链、12S rRNA、16S rRNA 和 22 种 tRNA
    C. 12 种多肽链和 8 种 tRNA
    D. 1 种多肽链和 8 种 tRNA
    E. 22 种 tRNA、12S rRNA 和 16S rRNA

13. 内环为轻链（L）富含 C，编码决定
14. 外环为重链（H）富含 G，编码决定
15. mtDNA 编码

【X 型题】

16. 线粒体 DNA 的 D 环区含有
    A. H 链复制的起始点
    B. L 链复制的起始点
    C. 终止子
    D. L 链转录的启动子

17. 影响阈值效应的因素包括
    A. 组织、器官对能量的依赖程度
    B. mtDNA 的突变类型
    C. 组织的功能状态
    D. 组织、细胞的老化程度

18. 线粒体 DNA 的结构特点是
    A. 无内含子
    B. 有重链和轻链
    C. 环状 DNA 分子
    D. 密码子与细胞核 DNA 一致

19. "阈值效应"中的阈值
    A. 指细胞内突变型和野生型 mtDNA 的比例
    B. 易受突变类型的影响
    C. 个体差异不大

D. 有组织差异性

20. 易受线粒体缺陷影响的器官有

A. 脑

B. 肌肉

C. 心脏

D. 脾

21. 下面关于线粒体遗传系统的正确描述是

A. 能够独立转录、复制，不受 nDNA 的制约

B. 可编码线粒体中全部的 tRNA、rRNA

C. 细胞中有多个拷贝

D. 所含信息量小

22. mtDNA 高突变率的原因是

A. 缺乏有效的修复能力

B. 缺乏组蛋白保护

C. 基因排列紧凑

D. 复制频率过低

23. 与线粒体病的临床多样性有关的因素是

A. 交叉遗传

B. 杂质性水平

C. 组织对能量的依赖程度

D. mtDNA 的突变类型

24. 线粒体遗传病表现为母系遗传，其结果是

A. 男性患病

B. 男女均可患病

C. 男性患者的子代正常

D. 只有女性患者的子代患病

25. mtDNA 的突变类型包括

A. 拷贝数突变

B. 插入突变

C. 缺失突变

D. 碱基替换

26. mtDNA 的转录特点是

A. 两条链均有编码功能

B. 两条链的初级转录产物都很大

C. 两条链都从 D-环区开始复制和转录

D. tRNA 兼用性较强

E. 遗传密码与 nDNA 相同

二、名词解释

1. 线粒体 DNA（mitochondrial DNA）
2. 母系遗传（maternal inheritance）
3. 同质性（homoplasmy）
4. 异质性（heteroplasmy）

三、问答题

1. 简述人线粒体 DNA 的结构特征。
2. 从分子水平阐述线粒体是半自主性细胞器。
3. 简述线粒体遗传的特点。

选择题参考答案

【A 型题】

1. D 2. A 3. A 4. D 5. A 6. C 7. E 8. C 9. B 10. D 11. A 12. E

【B 型题】

13. D 14. A 15. B

【X 型题】

16. AD 17. ABCD 18. ABC 19. BD 20. ABC 21. BCD 22. ABC 23. BCD 24. BCD
25. ABCD 26. ABD

（吴 丹）

第八章 人类染色体

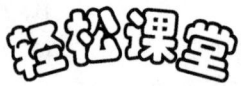

第一节 人类染色体的基本特征

一、染色体和染色质

染色质（chromatin）和染色体（chromosome）是同一种物质在细胞周期的不同时期中所表现的不同存在形式。

（一）染色质

1. 常染色质和异染色质

间期细胞核的染色质可根据其所含核蛋白分子螺旋化程度以及功能状态的不同，分为常染色质（euchromatin）和异染色质（heterochromatin）。它们的特性比较见表 8-1。

表 8-1 常染色质和异染色质的特性比较

特性	常染色质	异染色质
细胞分裂间期的分布	位于间期细胞核的中央	在核膜内表面
细胞分裂期的数量和分布	占染色体的极大部分	占染色体极少部分
螺旋化程度	螺旋化程度低，呈松散状态	螺旋化程度高，呈凝缩状态
着色	浅、均匀	较深
DNA 复制	正常	较晚
组成特性	含单一或重复 DNA 序列	含重复 DNA 序列
转录活性	有	很少或无

异染色质的主要特点为：① 间期凝缩；② 遗传惰性（基因多不表达）；③ 晚期复制。

异染色质有结构异染色质（constitutive heterochromatin）和兼性异染色质（facultative heterochromatin）两种类型。

2. 性染色质

（1）X 染色质（X-chromatin）

● 在哺乳动物和人中，大部分正常雌性或女性个体的间期细胞核膜内侧有一个特征性的浓缩小体，为性染色质（sex-chromatin），也称 X 染色质、X 小体或巴氏小体（Barr body）。在雄性或男性中不存在。

> **轻松记忆**
> X 染色质数目＝X 染色体数目－1 或 X 染色体数目＝X 染色质数目＋1

- Lyon 假说：1961 年，M. F. Lyon 提出了阐明哺乳动物 X 染色体的剂量补偿效应和失活的假说，其主要内容是：
    - ◆ X 染色体的失活发生在胚胎发育早期。人类大约在胚胎发育的第 16 天时发生失活。
    - ◆ X 染色体的失活是随机的。同一哺乳动物的体细胞中，有些细胞是父源的 X 染色体失活，而另一些细胞则是母源的 X 染色体失活。
    - ◆ X 染色体的失活是完全的。正常雌性哺乳动物的体细胞中，只有一条 X 染色体具有活性，另一条 X 染色体是失活的，呈异固缩状态，称 Lyon 化现象。
    - ◆ X 染色体的失活是永久的和克隆式繁殖的。一旦某一特定的细胞内的 X 染色体失活，那么由此细胞而增殖的所有子代细胞也总是这一个 X 染色体失活。
    - ◆ X 染色体的失活是可逆转的。失活的 X 染色体在注定形成卵母细胞的生殖系细胞中恢复活性。
- X 染色体的失活逃避
    - ◆ 结构异常的 X 染色体优先失活。
    - ◆ 在 X 染色体平衡易位携带者个体中，正常的 X 染色体优先失活。
    - ◆ X 染色体的失活是广泛的，但不是完全的。失活的 X 染色体上有一部分基因仍保持一定的活性。
    - ◆ X 染色体的失活是由 X 染色体失活中心（X-inactivation center，XIC）所控制，位于 XIC 的 *XIST* 基因产生一种 17kb 的非编码 RNA 与 X 染色体结合，引发 X 染色体顺式失活。

> **轻松记忆**
> X 染色体的失活发生在胚胎发育早期，失活是随机的，失活是完全的，失活是永久的和克隆式繁殖的，失活是可逆的。

（2）Y 染色质（Y chromatin）：正常男性的间期细胞用荧光染料染色后，在细胞核内出现一强荧光小体，称为 Y 染色质或 Y 小体。
- Y 染色质就是 Y 染色体长臂远端部分的异染色质。
- Y 染色质是男性细胞中特有的，女性细胞中不存在。
- Y 染色质的数目＝Y 染色体的数目。

（二）染色体

1. 核小体（nucleosome） 是染色质结构的基本单位。
2. 染色质螺旋化和染色体包装。
DNA 双螺旋→核小体构成的串珠状纤维→螺线管→袢环→染色单体

二、人类染色体的数目、结构和形态

（一）人类染色体的数目

- 单倍体（haploid）：具有一个染色体组的细胞称为单倍体，以 n 表示。
- 二倍体（diploid）：具有两个染色体组的细胞称为二倍体，以 2n 表示。

- 人类正常体细胞染色体数目是46条，即2n＝46。
- 正常性细胞（精子或卵子）中染色体数目为23条，即n＝23。

（二）人类染色体的结构、形态

- 染色单体（chromatid）：每一中期染色体都具有两条染色单体，称为姐妹染色单体（sister chromatid）。
- 着丝粒（centromere）：两条染色单体之间由着丝粒相连接，着丝粒处凹陷缩窄，称初级缢痕或主缢痕（primary constriction）。
- 长短臂：着丝粒将染色体分为短臂（p）和长臂（q）。
- 端粒（telomere）：在长臂和短臂的末端分别有一特化部位称为端粒。
- 次溢痕（secondary constriction）：有些染色体的长、短臂上可见凹陷缩窄区称为次缢痕。
- 随体（satellite）：人类近端着丝粒染色体的短臂末端可见球状结构，称为随体。随体柄部为缩窄的次缢痕，与核仁的形成有关，称为核仁形成区或核仁组织者区（nucleolus organizing region，NOR）。
- 根据染色体着丝粒的位置可将染色体分为4种类型：
  - 中着丝粒染色体
  - 亚中着丝粒染色体
  - 近端着丝粒染色体
  - 端着丝粒染色体

三、性别决定和性染色体

1. 常染色体 在人类的体细胞中有23对染色体，其中22对染色体与性别无直接关系，称为常染色体。
2. 性染色体
- 性染色体：在人类的体细胞中，一对与性别决定有明显而直接关系的染色体——X染色体和Y染色体，称为性染色体。
- XY型性别决定
  - 男性的性染色体组成为XY。
  - 女性的性染色体组成为XX。

3. 性别决定
- Y染色体决定男性表型。
- Y染色体是由拟常染色体区域和Y染色体特异区域组成。
- Y染色体性别决定区（sex-determining region of Y chromosome，SRY）基因定位在Yp距拟常染色体区域边界约8 kb处，SRY基因激活性腺向睾丸分化的途径，启动睾丸发育。有学者支持SRY基因是TDF基因，或者是TDF的最佳候选基因。

第二节 染色体分组、核型与显带技术

一、染色体显带

染色体显带技术如下：Q显带、G显带、R显带、C显带、T显带、N显带和高分辨显带等。还有其他如姐妹染色单体互换技术、染色体原位杂交技术和染色体脆性部位检测技术等。

二、染色体核型

- 核型（karyotype）：一个体细胞中的全部染色体，按其大小、形态特征顺序排列所构成的图像称为核型。
- 核型分析（karyotype analysis）：对核型进行染色体数目、形态特征的分析称为核型分析。

（一）人类染色体非显带核型

- 根据染色体长度和着丝粒的位置，将人类体细胞的46条染色体配对、编号和分组。
  - 46条染色体分为23对，编号1~22号，分为A、B、C、D、E、F、G 7个组。X染色体列入C组，Y染色体列入G组。
  - 1~22号为常染色体，是男女共有的22对染色体。
  - 一对随男女性别而异，称性染色体，女性为XX，男性为XY。
- 核型描述：染色体总数，性染色体组成。
  - 正常女性核型描述为46，XX。
  - 正常男性核型描述为46，XY
- 同源染色体（homologous chromosome）：一条来自父方的精子，一条来自母方的卵子，形态、大小及着丝粒的位置基本相同的一对染色体，称同源染色体。

（二）人类染色体显带核型

Q显带、G显带、T显带、C显带、N显带。

（三）人类染色体的多态性

- 染色体多态性（chromosomal polymorphism）的概念：在正常健康人群中，存在着各种染色体的恒定微小变异，包括结构、带纹宽窄和着色强度等，称为染色体多态性。
- 染色体多态性的常见部位：
  - Y染色体的长度变异：主要变异部位是Y染色体长臂结构异染色质区，即长臂远端2/3区段增长。
  - D组、G组近端着丝粒染色体的短臂、随体及随体柄部次缢痕区（NOR）。
  - 第1、9和16号染色体次缢痕。
- 染色体多态性的特征：
  - 没有明显的表型效应和病理学意义。
  - 是一种较稳定的结构变异。
  - 按孟德尔方式遗传

三、人类染色体命名的国际体制

1. 《人类细胞遗传学命名的国际体制》（An International System for Human Cytogenetics Nomenclature，ISCN）提出了统一的符号和术语。
2. 描述一特定带时需要写明4个内容：①染色体序号；②臂的符号；③区号；④带号。例如1q32表示第1号染色体，长臂，3区，2带。
3. 高分辨显带染色体

- 处于中期的一套单倍体染色体带纹数仅为320条带，而处于早中期、前中期、晚前期的一套单倍体染色体可显示550~850条或更多的带纹。

- 高分辨显带的命名：
  - ◆ 亚带和次亚带的命名也是由着丝粒一端向远端依次编号。
  - ◆ 在原带的名称之后加"."，并在"."之后写上亚带和次亚带的号码，亚带和次亚带之间不用标点隔开。
  - ◆ 如 1p36.32 表示 1 号染色体短臂 3 区 6 带第 3 亚带的第 2 次亚带。

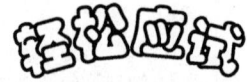

一、选择题

【A 型题】

1. 染色质和染色体是
   A. 不同物质在细胞周期中不同时期的表现形式
   B. 不同物质在细胞周期中同一时期的表现形式
   C. 同一物质在细胞周期中的不同时期的两种不同存在形式
   D. 同一物质在细胞周期中同一时期的不同表现形式
   E. 以上都不是

2. 常染色质是指间期细胞核中
   A. 螺旋化程度高、有转录活性的染色质
   B. 螺旋化程度高、无转录活性的染色质
   C. 螺旋化程度低、有转录活性的染色质
   D. 螺旋化程度低、无转录活性的染色质
   E. 螺旋化程度低、很少有转录活性的染色质

3. 真核细胞中染色质和染色体的主要成分由
   A. DNA 和 RNA 组成
   B. DNA 和非组蛋白组成
   C. RNA 和非组蛋白组成
   D. RNA 和组蛋白组成
   E. DNA、组蛋白、非组蛋白及 RNA 组成

4. 异染色质是指间期细胞核中
   A. 螺旋化程度高、有转录活性的染色质
   B. 螺旋化程度高、无转录活性的染色质
   C. 螺旋化程度低、有转录活性的染色质
   D. 螺旋化程度低、无转录活性的染色质
   E. 螺旋化程度低、很少有转录活性的染色质

5. 仅在某些细胞类型或特殊的发育阶段呈现凝缩状态的染色质称为
   A. 常染色质
   B. 结构异染色质
   C. 兼性异染色质
   D. X 染色质
   E. Y 染色质

6. 某个体的体细胞核中有 3 个 X 小体，表明该个体的体细胞中 X 染色体的数目为
   A. 1
   B. 2
   C. 3
   D. 4
   E. 5

7. 在某人的体细胞中观察到了一个 X 染色质和一个 Y 染色质，该人的性染色体组成是
   A. 47，XXY
   B. 47，XXX
   C. 47，XYY
   D. 48，XXYY
   E. 46，XY/45，X

8. 下列描述中**不正确**的是
   A. 在正常女性个体体细胞中，X 染色体的失活是随机的
   B. 在有结构异常的 X 染色体的个体体细胞中，结构异常的 X 染色体优先失活
   C. 在 X 染色体和常染色体平衡易位携带者个体的体细胞中，正常的 X 染色体优先失活
   D. 在 X 染色体和常染色体平衡易位携带者

个体的体细胞中，结构异常的 X 染色体优先失活

E. 在 X 染色体和常染色体不平衡易位携带者个体的体细胞中，结构异常的 X 染色体优先失活

9. XIST 基因的功能是
   A. XIST 基因产生一种 17kb 的非编码 RNA 与其他蛋白质形成复合体，与失活 X 染色体上的基因启动子结合，使基因沉默，引发 X 染色体顺式失活
   B. XIST 基因编码一种酶可以降解失活 X 染色体上基因转录的 mRNA
   C. XIST 基因编码的一种 RNA 可沉默有活性的 X 染色体上的失活中心
   D. XIST 基因编码甲基转移酶沉默失活 X 染色体上的基因
   E. XIST 基因编码乙酰转移酶沉默失活 X 染色体上的基因

10. 染色体类型的主要划分依据是
    A. 染色体的大小
    B. 随体的有无
    C. 着丝粒的位置
    D. 次缢痕的位置
    E. 端粒的位置

11. 人类体细胞中常染色体有
    A. 22 对
    B. 23 对
    C. 24 对
    D. 46 对
    E. 48 对

12. 在核型中的每对染色体，其中一条来自父方的精子，一条来自母方的卵子，在大小、形态结构上基本相同，称为
    A. 染色体
    B. 染色单体
    C. 同源染色体
    D. 姐妹染色单体
    E. 非姐妹染色单体

13. 根据 ISCN，人类 C 组染色体数目为
    A. 7 对
    B. 6 对
    C. 7 对＋X 染色体
    D. 6 对＋X 染色体
    E. 8 对

14. 按照 ISCN 的标准系统，1 号染色体，短臂，3 区，1 带第 3 亚带应表示为
    A. 1p3.13
    B. 1p31.3
    C. 1q3.13
    D. 1q31.3
    E. 1p313

15. 二倍体细胞有
    A. 两条染色体
    B. 两个染色体组
    C. 一个染色体组
    D. 两对同源染色体
    E. 一个基因组

【B 型题】

(16～17 题共用备选答案)
A. 染色体组型
B. 染色体组
C. 基因组
D. 单倍体
E. 二倍体

16. 正常人体细胞中的染色体数目为
17. 卵细胞中染色体的数目为

(18～21 题共用备选答案)
A. A 组
B. B 组
C. C 组
D. E 组
E. G 组

18. 21 号染色体属于
19. 18 号染色体属于
20. X 染色体属于
21. 5 号染色体属于

22. 真核细胞染色体的化学组成是
    A. DNA
    B. RNA
    C. 组蛋白
    D. 非组蛋白
23. 常染色质和异染色质的区别是
    A. 常染色质常位于间期细胞核的中央，而异染色质多位于间期细胞核膜内表面
    B. 常染色质在细胞间期螺旋化程度低、染色浅均匀，而异染色质螺旋化程度高、染色深
    C. 常染色质含单一或重复 DNA 序列，DNA 正常复制；而异染色质含重复 DNA 序列，DNA 复制晚
    D. 常染色质具有转录活性，而异染色质很少进行转录或无转录活性
24. 核型为 48，XXXYY 的男性个体的间期核中具有

【X 型题】

   A. 1 个 X 染色质
   B. 2 个 X 染色质
   C. 2 个 Y 染色质
   D. 3 个 X 染色质
25. X 染色体的失活发生在
   A. 细胞分裂中期
   B. 细胞分裂后期
   C. 胚胎发育早期
   D. 胚胎发育的第 16 天
26. 人类染色体的类型有
   A. 中着丝粒染色体
   B. 亚中着丝粒染色体
   C. 近端着丝粒染色体
   D. 端着丝粒染色体
27. 染色体遗传多态性常分布于
   A. Yq
   B. 近端着丝粒染色体的短臂
   C. 随体及随体柄部次缢痕区
   D. 1、9 和 16 号染色体的次缢痕

二、名词解释

1. 染色质（chromatin）
2. 异染色质（heterochromatin）
3. 染色体组（chromosome complement）
4. 基因组（genome）
5. 姐妹染色单体（sister chromatid）
6. 同源染色体（homologous chromosome）
7. 核型（karyotype）
8. 核型分析（karyotype analysis）
9. 染色体多态性（chromosome polymorphism）
10. 高分辨显带染色体（high resolution banding chromosome，HRBC）

三、问答题

1. 常染色质与异染色质在结构和功能上有何差异？
2. 试述异染色质的特点和分类。
3. 简述核小体的组成。
4. 简述染色体的包装。
5. 简述 Lyon 假说的主要内容及 X 染色质检查的临床意义。
6. 试述 X 染色体失活逃避的主要观点。
7. 简述 Y 染色体的结构。
8. 试述人类染色体的性别决定。
9. 简述人类染色体的多态性及其应用。

选择题参考答案

【A型题】

1. C 2. C 3. E 4. B 5. C 6. D 7. A 8. D 9. A 10. C 11. A 12. C 13. C 14. B 15. B

【B型题】

16. E 17. D 18. E 19. D 20. C 21. B

【X型题】

22. ABCD 23. ABCD 24. BC 25. CD 26. ABC 27. ABCD

（梁红业）

第九章 染色体畸变

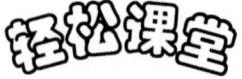

- 染色体畸变（chromosome aberration）的概念：是指体细胞或生殖细胞内染色体发生的异常改变。
- 染色体畸变的类型：可分为数目畸变和结构畸变两大类。
- 染色体畸变的实质：染色体或染色体节段上基因群的增减或位置的转移，使遗传物质发生改变，进而导致染色体异常综合征。

第一节 染色体畸变发生的原因

染色体畸变的原因
- 物理因素：如电离辐射
- 化学因素：如药物、农药、工业毒物、食品添加剂
- 生物因素：如生物类毒素、真菌毒素、病毒
- 母亲年龄

第二节 染色体数目异常及其产生机制

一、整倍性改变

- 整倍性改变：如果染色体的数目变化是以单倍体（n）为基数，成倍地增加或减少，则称为整倍性改变。
- 整倍性改变的种类
  - ◆ 三倍体（triploid）：在2n的基础上，如果增加一个染色体组（n），则染色体数为3n，即三倍体。

    三倍体胎儿易流产的原因：是在胚胎发育过程的细胞有丝分裂中，形成三极纺锤体→染色体在细胞分裂中期、后期的分布和分配紊乱→子细胞中染色体数目异常→干扰了胚胎的正常发育→流产。
  - ◆ 四倍体（tetraploid）：在2n的基础上增加2个n，则染色体数为4n，即四倍体。
  - ◆ 多倍体（polyploid）：一个细胞中含有三个或三个以上的染色体组称为多倍体。三倍体以上的整倍体统称为多倍体。
- 整倍性改变的机制

（一）三倍体形成机制

- 双雄受精（dispermy）：一个正常的卵子同时与两个正常的精子发生受精。双雄受精可形成 69，XXX、69，XXY 和 69，XYY 三种类型的受精卵。
- 双雌受精（digyny）：一个二倍体的异常卵子与一个正常的精子结合，产生一个三倍体的合子。

在卵细胞发生的第二次减数分裂过程中，次级卵母细胞由于某种原因未形成第二极体，因此应分给第二极体的染色体组仍留在卵细胞中。当它与一正常的精子结合后，将形成含有三个染色体组的合子，即三倍体。双雌受精可形成 69，XXX 或 69，XXY 两种核型的受精卵。

（二）四倍体形成机制

- 核内复制（endoreduplication）又称核内有丝分裂（endomitosis），是指 DNA 复制而细胞不进行分裂的现象。即在一次细胞分裂时，DNA 不是复制一次，而是复制了两次，而细胞只分裂了一次。这样形成的两个子细胞都是四倍体。
- 人类四倍体细胞核型可写作 92，XXXX 或 92，XXYY 等。

二、非整倍性改变

非整倍性改变：一个体细胞中的染色体数目是在 2n 的基础上增加或减少一条或几条，称非整倍性改变。发生非整倍性改变后，会产生亚二倍体、超二倍体等。

（一）亚二倍体

- 亚二倍体（hypodiploid）：当体细胞中染色体数目少了一条或数条时，称为亚二倍体。可写作 2n－m（m＜n）。
- 单体型（monosomy）：若某对同源染色体少了一条（2n－1），细胞染色体数目为 45，即构成单体型。
- 缺体型（nullosomy）：患者细胞中一对同源染色体同时缺失（2n－2）。

（二）超二倍体

- 超二倍体（hyperdiploid）：当体细胞中染色体数目多了一条或数条时。
- 三体型（trisomy）：若某对同源染色体多了一条（2n＋1），细胞内染色体数目为 47，即构成该染色体的三体型。三体型是临床上最为常见的染色体异常类型。
- 多体型（polysomy）：若某对同源染色体多于两条，则构成多体型。三体型以上的非整倍体统称为多体型。多体型常见于性染色体。

> **轻松记忆**
> 单体型：细胞内某号染色体为 1 条，染色体总数是 45。
> 单倍体：细胞内含有 1 个染色体组，染色体总数是 23。
> 三体型：细胞内某号染色体为 3 条，染色体总数是 47。
> 三倍体：细胞内含有 3 个染色体组，染色体总数是 69。

（三）嵌合体

嵌合体（mosaic）：一个个体同时存在两种或两种以上核型的细胞系，这个个体称为嵌合体。

如 46，XX/47，XXY、45，X/46，XX。

(四) 假二倍体

有时细胞中某些染色体的数目发生了异常，其中有的增加，有的减少，而增加和减少的染色体数目相等，结果染色体总数不变，还是二倍体数（46条），但不是正常的二倍体核型，则称为假二倍体（pseudodiploid）。

三、非整倍体形成机制

(一) 染色体不分离

染色体不分离（non-disjunction）：指在细胞进入中、后期时，如果某一对同源染色体或姐妹染色单体彼此没有分离，而是同时进入一个子细胞，结果所形成的两个子细胞中，一个将因染色体数目增多而成为超二倍体，另一个则因染色体数目减少而成为亚二倍体，这个过程称为染色体不分离。

1. 染色体不分离发生在受精卵卵裂早期的有丝分裂过程中。
- 卵裂早期某一染色体的姐妹染色单体不分离，可产生由两种细胞系或三种细胞系组成的嵌合体。
- 不分离发生在第一次卵裂，则形成具有两个细胞系的嵌合体，一个为超二倍体细胞系，一个为亚二倍体细胞系。
- 不分离发生在第二次卵裂以后，即形成具有三个或三个以上细胞系的嵌合体（46/47/45）。
- 不分离发生得越晚，正常二倍体细胞系的比例越大，临床症状也相对较轻。

2. 减数分裂时发生染色体不分离
- 减数分裂Ⅰ时染色体不分离
  ◆ 减数分裂Ⅰ时某一对同源染色体不分离，同时进入一个子细胞。
  ◆ 形成的配子中，一半将有24条染色体（n+1），另一半将有22条（n-1）。
  ◆ 与正常配子受精后，将形成超二倍体或亚二倍体。
- 减数分裂Ⅱ时染色体不分离
  ◆ 减数分裂Ⅱ时姐妹染色单体不分离，同时进入一个子细胞。
  ◆ 形成的配子的染色体数将有以下几种情况：1/2 为 n、1/4 为 (n+1)、1/4 为 (n-1)。
  ◆ 与正常配子受精后，得到相应的二倍体、超二倍体、亚二倍体。

(二) 染色体丢失

- 染色体丢失（chromosome lose）：又称染色体分裂后期延滞（anaphase lag）。在细胞有丝分裂过程中，某一染色体未与纺锤丝相连，不能移向两极参与新细胞的形成；或者在移向两极时行动迟缓，滞留在细胞质中，造成该条染色体的丢失而形成亚二倍体。
- 染色体丢失也是嵌合体形成的一种方式。

轻松记忆

染色体减少或者增加一条或几条，构成非整倍体。非整倍体主要有单体型和三体型，它们通常是由于染色体不分离或偶然的染色体丢失造成的。

四、非整倍体核型的描述

非整倍体核型的描述方法为"染色体总数,性染色体组成,+(-)畸变染色体序号"。如21三体的核型可描述为:47,XX(XY),+21;21单体的核型可描述为:45,XX(XY),-21。

第三节 染色体结构畸变及其产生机制

染色体结构畸变(chromosome structural aberration):又称染色体重排(chromosomal rearrangement)。在某些条件下,染色体的形态结构发生异常改变,称为染色体结构畸变。

一、染色体结构畸变的描述方法

结构畸变染色体核型的描述方法有简式和详式两种:
- 简式——"染色体总数,性染色体组成,畸变类型(发生畸变的染色体序号)(断裂点)"
- 详式——"染色体总数,性染色体组成,畸变类型(发生畸变的染色体序号)(重排染色体带的组成)"

例子:
① 某男子,其3号染色体长臂2区1带发生断裂,不含着丝粒的片段丢失。
核型描述:
简式:46,XY,del(3)(q21)
详式:46,XY,del(3)(pter→q21:)
② 某女发生4号、6号染色体的易位。断裂点分别为4q35,6q21。
核型描述:
简式:46,XX,t(4;6)(q35;q21)
详式:46,XX,t(4;6)(4pter→4q35::6q21→6qter;6pter→6q21::4q35→4qter)

二、染色体结构畸变的类型及其产生机制

染色体结构畸变的基本机制:染色体断裂和变位重接。
染色体结构畸变的种类有:缺失、重复、倒位、易位、环状染色体和等臂染色体等。

(一) 缺失

- 缺失(deletion):是染色体片段的丢失,缺失使位于这个片段的基因也随之发生丢失。
- 缺失的种类
  - 末端缺失(terminal deletion):指染色体的臂发生断裂后,未发生重接,无着丝粒的片段不能与纺锤丝相连,在细胞分裂后期未能移至两极而丢失。
  - 中间缺失(interstitial deletion):指一条染色体的同一臂上发生了两次断裂,两个断点之间的无着丝粒片段丢失,其余的两个断片重接。

(二) 重复(duplication)

是指一条染色体上某一片段增加了一份以上的现象,使这些片段的基因多了一份或几份。

(三) 倒位

- 倒位(inversion):是指某一染色体发生两次断裂后,两断点之间的片段旋转180度后重接,

造成染色体上基因顺序的重排。
- 倒位的种类
  - ◆ 臂内倒位（paracentric inversion）：指一条染色体的某一臂上同时发生了两次断裂，两断点之间的片段旋转180°后重接。
  - ◆ 臂间倒位（pericentric inversion）：指一条染色体的长、短臂各发生了一次断裂，中间断片旋转180°后重接，则形成了一条臂间倒位染色体。

(四) 易位

- 易位（translocation）：指两条染色体同时发生断裂，一条染色体的断片移接到另一条非同源染色体的臂上。
- 易位的种类
  - ◆ 相互易位（reciprocal translocation）：是指两条染色体同时发生断裂，断片交换位置后重接。形成两条衍生染色体（derivative chromosome）。
  - ◆ 罗伯逊易位（Robertsonian translocation）：又称着丝粒融合（centric fusion）。当两个近端着丝粒染色体在着丝粒部位或着丝粒附近部位发生断裂后，二者的长臂在着丝粒处接合在一起，形成一条由长臂构成的衍生染色体。
  - ◆ 插入易位（insertional translocation）：指两条非同源染色体同时发生断裂，但只有其中一条染色体的片段插入到另一条染色体的非末端部位。

(五) 环状染色体（ring chromosome）

指一条染色体的长、短臂同时发生了断裂，含有着丝粒的片段两断端发生重接。

(六) 双着丝粒染色体（dicentric chromosome）

是指两条染色体同时发生一次断裂后，两个具有着丝粒的片段的断端相连接。

(七) 等臂染色体

- 等臂染色体（isochromosome）：指一条染色体的两个臂在形态上和遗传结构上完全相同。
- 等臂染色体产生的机制：着丝粒分裂异常造成。

第四节 染色体畸变的分子细胞生物学效应

一、染色体畸变在细胞周期的不同时相有不同特点

- 在G1期和S期发生畸变，一般是染色体型的。
- 在S期和G2期及分裂前期发生畸变，则导致染色单体型。

二、稳定型染色体畸变

如畸变只涉及一条染色体，或所形成的畸变染色体只有一个有活性的着丝粒，这些畸变的染色体在细胞有丝分裂中能完整地传给子细胞，这种畸变为稳定型染色体畸变。

三、非稳定型畸变

无着丝粒片段在细胞分裂后期不能定向运动而丢失。双着丝粒染色体在有丝分裂后期形成

染色体桥而导致细胞死亡或产生新的畸变，这种畸变为非稳定型畸变。

四、不同的染色体结构畸变产生不同的生物学效应

- 末端缺失和中间缺失因丢失的片段大小不同将有不同的生物学效应。
  - ◆ 大片段的缺失甚至在杂合状态下也是致死的。
  - ◆ 如果缺失的部分含有某些显性基因，则同源染色体上与这一缺失相对应位置上的隐性等位基因就得以表现，这一现象称为假显性。
- 重复的分子细胞效应比缺失缓和。
  - ◆ 重复片段较大时也会影响个体的生存力，甚至导致死亡。
  - ◆ 重复会导致减数分裂时同源染色体发生不等交换，结果产生一条有部分缺失的染色体，和一条有部分重复的染色体。
- 倒位的遗传学效应是可以抑制或降低基因的重组。
  - ◆ 倒位染色体在减数分裂中同源染色体联会时，如倒位片段很小，倒位片段可能不发生配对，其余区段配对正常。
  - ◆ 倒位染色体在减数分裂中同源染色体联会时，如倒位片段很长，倒位的染色体可能倒过来和正常的染色体配对，形成一个环，称为倒位环（inversion loop）。
- 易位的生物学效应
  - ◆ 常见的相互易位的纯合子没有明显的细胞学特征，它们在减数分裂时配对正常，可以从一个细胞世代传到另一个细胞世代。
  - ◆ 易位杂合体在减数分裂的粗线期，由于同源部分的联会配对而形成特征性的四射体。

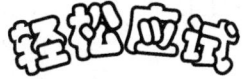

一、选择题

【A 型题】

1. 四倍体形成的原因可能是
   A. 双雄受精
   B. 双雌受精
   C. 不等交换
   D. 核内复制
   E. 相互易位

2. 嵌合体形成的原因可能是
   A. 卵裂过程中发生了姐妹染单色体的不分离
   B. 卵裂过程中发生了同源染色体的不分离
   C. 卵裂过程中发生了同源染色体错误配对
   D. 生殖细胞形成过程中发生了染色体的不分离
   E. 生殖细胞形成过程中发生了染色体的丢失

3. 如果在某体细胞中染色体的数目在二倍体的基础上增加一条可形成
   A. 单倍体
   B. 三倍体
   C. 单体型
   D. 三体型
   E. 部分三体型

4. 如果在某体细胞中染色体的数目在二倍体的基础上减少一条则形成
   A. 单倍体
   B. 三倍体
   C. 单体型
   D. 三体型
   E. 部分三体型

5. 如果在某体细胞中染色体的数目在二倍体

的基础上增加了一个染色体组则形成
   A. 三体型
   B. 三倍体
   C. 多体型
   D. 四倍体
   E. 非整倍体
6. 某一个体的体细胞中染色体的数目比二倍体多了 2 条，称为
   A. 亚二倍体
   B. 超二倍体
   C. 多倍体
   D. 嵌合体
   E. 假二倍体
7. 一个个体中含有不同染色体数目的三个细胞系，这种情况称为
   A. 多倍体
   B. 非整倍体
   C. 嵌合体
   D. 三倍体
   E. 三体型
8. 造成含有三个细胞系的嵌合体的可能原因是
   A. 减数分裂 I 时染色体不分离
   B. 减数分裂 II 时染色体不分离
   C. 受精卵第一次卵裂时染色体不分离
   D. 受精卵第二次卵裂之后染色体不分离
   E. 受精卵第二次卵裂之后染色体丢失
9. 若某一个体的核型为 46, XY/47, XY, +18，则表明该个体为
   A. 常染色体结构异常的嵌合体
   B. 常染色体数目异常的嵌合体
   C. 性染色体结构异常的嵌合体
   D. 性染色体数目异常的嵌合体
   E. 染色体结构异常的嵌合体
10. 一个一周龄婴儿的核型显示其所有细胞都是 49, XXXX，其发病机制可能是
    A. 异源嵌合体
    B. 双雄受精
    C. 同源嵌合体
    D. 染色体不分离
    E. 四倍性
11. 染色体非整倍性改变的机制可能是

A. 染色体缺失
B. 染色体易位
C. 染色体倒位
D. 染色体不分离
E. 染色体核内复制

12. 染色体数目异常形成的可能原因是
    A. 染色体断裂和倒位
    B. 染色体倒位和不分离
    C. 染色体复制和着丝粒不分裂
    D. 染色体不分离和丢失
    E. 染色体断裂和丢失
13. 染色体不分离
    A. 只是指姐妹染色单体不分离
    B. 只是指同源染色体不分离
    C. 只发生在有丝分裂过程中
    D. 只发生在减数分裂过程中
    E. 是指姐妹染色单体或同源染色体不分离
14. 下列几种配子的核型中，可以肯定是减数分裂 I 时发生染色体不分离所导致的是
    A. 24, XX
    B. 24, YY
    C. 24, XY
    D. 24, X, −13
    E. 24, Y, −13
15. 减数分裂 I 时染色体不分离的结果是
    A. 产生（n+1）和（n−1）两种类型的配子
    B. 只产生（n+1）型配子
    C. 只产生（n−1）型配子
    D. 产生 n、（n+1）和（n−1）三种类型的配子
    E. 产生的配子都正常
16. 一条染色体断裂后，断片未能与断端重接，结果造成
    A. 缺失
    B. 易位
    C. 倒位
    D. 重复
    E. 插入
17. 下列几种类型的染色体重排杂合子个体中，发生染色体互换时形成双着丝粒染色

体的是

A. 重复

B. 缺失

C. 臂内倒位

D. 臂间倒位

E. 插入

18. 若某人核型为46，XY，inv(3)(p21q25)，则表明其染色体发生了

A. 臂内倒位

B. 臂间倒位

C. 相互易位

D. 重复

E. 插入

19. 若某人核型为46，XY，del(3)(pter(q21:)，则表明在其体内的染色体发生了

A. 缺失

B. 倒位

C. 易位

D. 插入

E. 重复

20. 罗伯逊易位的结果是

A. 形成两条近端着丝粒染色体

B. 形成一条中着丝粒染色体和一条由两条很小的短臂构成的染色体

C. 形成一条中着丝粒染色体和一条近端着丝粒染色体

D. 形成两条中着丝粒染色体

E. 形成三条近端着丝粒染色体

21. 近端着丝粒染色体之间通过着丝粒融合而形成的易位称为

A. 单方易位

B. 串联易位

C. 罗伯逊易位

D. 复杂易位

E. 不平衡易位

22. 46，XY，t(4;6)(q35;q21)表示

A. 一个女性体内发生了染色体的插入

B. 一个男性体内发生了染色体的易位

C. 一个男性带有等臂染色体

D. 一个女性个体带有易位型的畸变染色体

E. 一个男性个体含有缺失型的畸变染色体

23. 染色体结构畸变的基础是

A. 姐妹染色单体交换

B. 染色体核内复制

C. 染色体不分离

D. 染色体丢失

E. 染色体断裂及断裂之后的异常重排

24. 经染色体检查发现某个体是具有一个臂间倒位异常染色体的携带者，若同源染色体之间发生重组，则该个体可能形成染色体异常的生殖细胞的种类有

A. 2种

B. 3种

C. 4种

D. 5种

E. 6种

25. 染色体重复经常导致异常的表型，因为

A. 发育过程依赖于被不同基因编码的蛋白质的相对数量

B. 重复区域内额外的基因拷贝在减数分裂过程中不能配对

C. 染色体在减数分裂过程中形成环时更有可能断裂

D. 额外的DNA被复制，这将放慢细胞分裂的速度

E. 以上都不正确

【B型题】

(26～29题共用备选答案)

A. 23条

B. 45条

C. 46条

D. 47条

E. 92条

26. 人类多倍体染色体的数目是

27. 正常人类配子的染色体数目是

28. 亚二倍体的染色体数目是

29. 超二倍体的染色体数目是

(30～33题共用备选答案)

A. 缺失

B. 倒位
C. 易位
D. 插入
E. 重复

30. 若某人核型为46，XY，del(3)(pter→q21:)，则表明在其体内的染色体发生了

31. 若某人核型为46，XY，dup(1)(p21→p31)，则表明在其体内的染色体发生了

32. 若某人核型为46，XY，inv(6)(p21→q21)，则表明在其体内的染色体发生了

33. 若某人核型为46，XY，t(4;6)(q35;p12)，则表明在其体内的染色体发生了

（34～37题共用备选答案）
A. 23条
B. 45条
C. 46条
D. 47条
E. 69条

34. 三体型个体的体细胞内的染色体数目是
35. 单体型个体的体细胞内的染色体数目是
36. 三倍体个体的体细胞内的染色体数目是
37. 二倍体个体的体细胞内的染色体数目是

【X型题】

38. 染色体发生整倍性改变的原因包括
    A. 染色体不分离
    B. 双雄受精
    C. 核内复制
    D. 染色体丢失

39. 下列情形中，由染色体不分离所引起的是
    A. 亚二倍体
    B. 超二倍体
    C. 嵌合体
    D. 三体型

40. 下列例子中属于非整倍体的是
    A. 46，XY
    B. 69，XXY
    C. 47，XXY
    D. 45，X

41. 下列关于三体型的说法中正确的是
    A. 是指在正常二倍体的基础上多了一条染色体
    B. 三体型属于染色体数目异常
    C. 常染色体三体型常见于早期流产胚胎
    D. 有些三体型病例可以存活至出生，但多数寿命不长，并伴有各种严重畸形

42. 嵌合体发生的机制包括
    A. 减数分裂时染色体不分离
    B. 减数分裂时染色体丢失
    C. 卵裂时姐妹染色单体不分离
    D. 卵裂时染色体丢失

43. 下列关于染色体不分离的描述正确的是
    A. 可以发生在配子形成的减数分裂过程
    B. 可以发生在细胞的有丝分裂过程
    C. 可以产生非整倍体
    D. 可以产生嵌合体

44. 下列几种类型的染色体组或染色体重排中属于平衡的是
    A. 47，XY，+21
    B. 45，XY，rob(14;21)(q10;q10)
    C. 环状染色体
    D. 相互易位

45. 当染色体的两个末端同时缺失时，有可能形成
    A. 等臂染色体
    B. 双着丝粒染色体
    C. 环状染色体
    D. 衍生染色体

46. 14号染色体与21号染色体通过着丝粒融合而形成的易位（染色体总数是45条）是
    A. 罗伯逊易位
    B. 复杂易位
    C. 相互易位
    D. 平衡易位

47. 下列核型中书写**错误**的是
    A. 46，XX，t(4;6)(q35;q21)
    B. 46，XX，del(5)(qter→q21:)
    C. 46，XX，inv(2)(pter→p21::q31→qter)
    D. 46，XY，t(4,6)(q35,q21)

二、名词解释

1. 染色体畸变（chromosome aberration）
2. 整倍性改变（euploidy variation）
3. 非整倍性改变（aneupliody variation）
4. 亚二倍体（hypodiploid）
5. 超二倍体（hyperdiploid）
6. 假二倍体（pseudodiploid）
7. 嵌合体（mosaic）
8. 重复（duplication）
9. 相互易位（reciprocal translocation）
10. 罗伯逊易位（Robertsonian translocation）

三、问答题

1. 简述人类性染色体的非整倍体比常染色的非整倍体更常见的原因。
2. 导致染色体畸变的原因有哪些？
3. 什么是嵌合体？它的发生机制是什么？
4. 简述非整倍体形成的机制。
5. 简述倒位的产生机制及遗传学效应。
6. 一对年轻的夫妇计划生孩子，由于丈夫的家系中有大量成员有死产、流产和生育问题，他们去见遗传咨询师。染色体分析发现，妻子核型正常，而丈夫只有45条染色体，并且是22号和13号染色体之间的罗伯逊易位携带者。

（1）列出丈夫可能产生的所有类型的配子。

（2）丈夫产生的每种配子与妻子产生的正常配子结合后将产生什么类型的合子？

（3）如果遗传了13号和22号染色体的三体型和单体型是致死的，存活的后代中有多少比例是易位携带者？

选择题参考答案

【A 型题】

1. D 2. A 3. D 4. C 5. B 6. B 7. C 8. D 9. B 10. D 11. D 12. D 13. E
14. C 15. A 16. A 17. C 18. B 19. A 20. B 21. C 22. B 23. E 24. B 25. A

【B 型题】

26. E 27. A 28. B 29. D 30. A 31. E 32. B 33. C 34. D 35. B 36. E 37. C

【X 型题】

38. BC 39. ABCD 40. CD 41. ABCD 42. CD 43. ABCD 44. BD 45. CD 46. ACD
47. BCD

（梁红业）

第十章 单基因遗传病

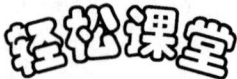

由一对等位基因控制的疾病,称为单基因遗传病。根据缺陷蛋白质或酶对机体的不同致病效应,可分为分子病和先天性代谢缺陷两类。

第一节 分子病

分子病(molecular disease)是由基因突变导致蛋白质结构或合成量异常而引起的疾病。包括血红蛋白病、血浆蛋白病、受体病、膜转运蛋白病、结构蛋白病、免疫球蛋白病等。

一、血红蛋白病

血红蛋白分子结构或合成量异常引起的疾病称为血红蛋白病(hemoglobinopathy)。前者异常导致异常血红蛋白,后者异常引起地中海贫血。它们都是珠蛋白基因突变或缺陷所致。

(一)血红蛋白分子的结构及发育变化

1. 血红蛋白的分子结构　血红蛋白分子是由两对单体(亚单位)组成的球形四聚体,其中一对由两条类α珠蛋白链(α链或ξ链)各结合一个血红素组成;另一对由两条类β珠蛋白链(ε、β、γ或δ链)各结合一个血红素组成。α链长度为141个氨基酸,β链则由146个氨基酸组成。

2. 珠蛋白基因及其表达特点

(1)类α珠蛋白基因簇:人类α珠蛋白基因簇定位于16P13,按5′→3′方向排列顺序为 $5'\xi\text{-}\psi\xi\text{-}\psi\alpha\text{-}\alpha_2\text{-}\alpha_1 3'$。每条16号染色体有两个α基因,正常的二倍体细胞有4个α基因。

(2)类β珠蛋白基因簇:人类β珠蛋白基因簇定位于11P15,按5′→3′方向排列顺序为 $5'\varepsilon\text{-}{}^G\gamma\text{-}{}^A\gamma\text{-}\psi\beta\text{-}\delta\text{-}\beta 3'$。每条11号染色体只有一个β基因,正常的二倍体细胞有两个β基因。

(3)珠蛋白基因的表达

3. 珠蛋白基因的表达的精确调控:①组织特异性;②时间特异性;③表达数量均衡性。

类α珠蛋白基因和类β珠蛋白基因的排列顺序与发育过程中的表达顺序相一致,即发育早期是5′端的基因表达,正常成人主要是3′端的基因表达。成人期主要是3′端的α和β基因表达,构成成人红细胞中主要的血红蛋白HbA($\alpha_2\beta_2$)。

(二)珠蛋白基因突变的类型

异常血红蛋白通常由基因突变引起,涉及置换突变、移码突变、整码突变和融合突变等主要突变类型。地中海贫血分成突变型和缺失型两种类型,前者由基因突变引起,后者涉及基因缺失。

珠蛋白基因变异 { 置换突变 { 错义突变 / 无义突变 / 终止密码突变 / 移码突变 / 整码突变 / 融合突变 / 基因缺失

1. **置换突变** 大多数血红蛋白病是因珠蛋白基因的某个密码子发生单个碱基置换所致。

（1）错义突变：某密码子发生碱基置换后变成编码另一氨基酸的密码子，导致珠蛋白链中相应氨基酸的改变。

（2）无义突变：碱基置换使正常编码氨基酸的密码子变为终止密码子，因此蛋白肽链的合成提前终止，珠蛋白链缩短。

（3）终止密码子突变：终止密码子（UAA、UAG 或 UGA）发生碱基置换，变成可编码氨基酸的密码子，使珠蛋白链的合成不在正常位置上终止，而继续合成至新的终止密码子，生成延长的珠蛋白链。

2. **移码突变** 由于珠蛋白基因中发生 1、2 个碱基（非 3 的整倍数）的丢失或嵌入，致使后面的碱基排列依次位移，导致重新编码，使珠蛋白肽链异常。

3. **整码突变** 珠蛋白基因中发生以密码子为单位的丢失或嵌入，使珠蛋白肽链丢失或增加了相应氨基酸而异常。

4. **融合突变** 融合突变的实质是两种不同基因的局部片段的拼接。这种由两种不同基因的局部片段拼接而成的 DNA 片段称融合基因，它们可编码融合蛋白。

5. **基因缺失** 由于缺失的基因或基因片段不同，导致不同的珠蛋白链合成异常和不同类型的地中海贫血。基因缺失的形成机制涉及减数分裂中同源染色体错误配对而引发的不等交换。

（三）常见的血红蛋白病

1. **异常血红蛋白病** 异常血红蛋白病（综合征）（abnormal hemoglobin syndrome）是一类由于珠蛋白基因突变引起珠蛋白链结构异常而导致的血红蛋白分子病。

镰状细胞贫血（sickle cell anemia）是人类 β 珠蛋白基因缺陷引起的一种疾病，呈常染色体隐性遗传。患者 β 珠蛋白基因的第 6 位密码子由正常的 GAG 突变为 GTG（A→T），使其编码的 β 珠蛋白链 N 端第 6 位谷氨酸被缬氨酸替代，形成 HbS（$\alpha_2\beta_2^{6谷\rightarrow缬}$）。由于亲水的极性谷氨酸变成了疏水的非极性缬氨酸，使血红蛋白分子表面电荷改变，出现 1 个疏水区域，导致溶解度下降。在氧分压低的毛细血管中，溶解度低的 HbS 易聚合成凝胶化的棒状结构，使红细胞变成镰刀形，导致其变形能力降低，当它们通过狭窄的毛细血管时，不易变形通过，挤压时易破裂，引起溶血性贫血。另外，镰变细胞使血液黏度增加，阻塞微循环，使组织局部缺血缺氧，产生剧痛，甚至坏死（图 10-1）。杂合子（HbA/HbS）不表现临床症状，但在氧分压低时可引起部分细胞镰变。

2. **地中海贫血** 地中海贫血（thalassemia）（简称地贫）是指由于珠蛋白基因突变或缺失，使相应的珠蛋白合成障碍，类 α 链和类 β 链合成不平衡所引起的溶血性贫血。其中，类 α 链合成不足引起 α 地贫，类 β 链合成不足导致 β 地贫。

（1）α地中海贫血：α地贫（α-thalassemia）是由于 α 珠蛋白基因异常或缺失，使 α 珠蛋白链的合成受到抑制而引起的溶血性贫血。如果 1 条 16 号染色体上的 2 个 α 基因均缺失（--），α 链合成完全抑制，称 α^0 地贫，也称 α 地贫$_1$；如果 1 条 16 号染色体上只缺 1 个 α 基因（-α），能部

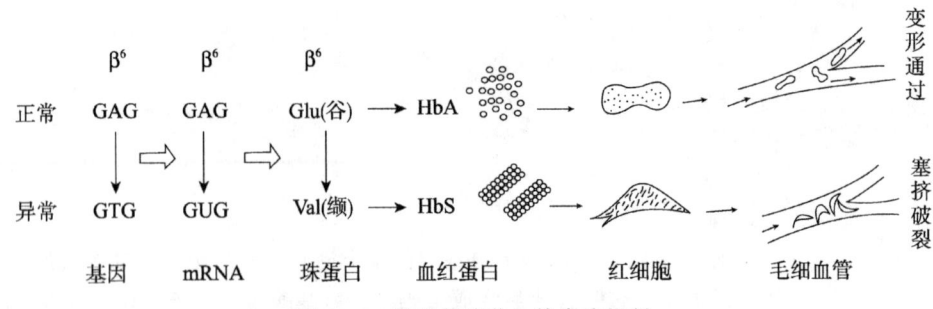

图 10-1 镰状细胞贫血的发病机制

分合成 α 链，称 $α^+$ 地贫或 α 地贫$_2$。

正常二倍体细胞中 4 个 α 基因不同程度的缺失，会导致不同类型的 α 地贫。

1）缺失 1 个 α 基因，导致静止型 α 地贫，没有明显的临床症状，基因型为 (-α/αα)。

2）缺失 2 个 α 基因，导致轻型 α 地贫，表现为轻度溶血性贫血。患者可能的基因型是 (-α/-α) 或 (--/αα)。

3）缺失 3 个 α 基因，导致 HbH（β$_4$）病，表现为中度溶血性贫血。患者基因型可能是 (--/-α)，也可能是 (αα^T/--) 或 (αα^{CS}/--)。

4）4 个 α 基因全部缺失，导致 HbBart's 胎儿水肿综合征。患者基因型是 (--/--)，不能合成 α 链，胎儿期正常表达的 γ 链自身聚合成 γ$_4$（HbBart's）。这种血红蛋白对氧亲和力极高，不易放出氧被组织利用，故组织严重缺氧，导致胎儿水肿致死。

常见的 α 地中海贫血

临床类型	基因型	缺失或失活 α 基因数目	临床表现
Hb Bart's 胎儿水肿综合征	--/--	4	胎儿缺氧，水肿致死
Hb H 病	--/-α、αα^T/--、αα^{CS}/--	3	中度溶血
标准型（轻型）	--/αα	2	轻度溶血或不明显
静止型	-α/-α、-α/αα	1	无溶血等临床症状

（2）β 地中海贫血：β 地贫（β-thalassemia）是由于 β 珠蛋白异常或缺失，使 β 珠蛋白合成受到抑制而导致的溶血性贫血。通常用 $β^0$ 地贫表示一条 11 号染色体上的 β 基因失活或缺失，不能合成 β 链；用 $β^+$ 地贫表示一条 11 号染色体上的 β 基因缺陷，但还能合成部分 β 链。

常见的 β 地中海贫血

临床类型	基因型	β 链	Hb	临床表现
重型	$β^0/β^0$、$δβ^0/δβ^0$、$β^0/β^+$、$β^+/β^+$	无或很少	无或很少 HbA，HbF 增多	严重溶血性贫血，地贫面容
中间型	$β^+$（高 F）/$β^+$（高 F）、$β^+/δβ^+$	少较少	少或较少 HbA，HbF 明显增多	中度溶血性贫血
轻型	$β^0/β^A$、$δβ^0/δβ^A$、$β^+/β^A$	较多	较多 HbA	轻度溶血性贫血或不明显

不同程度的β基因缺陷，造成β链合成量的差异，导致不同类型的β地贫。

1) 重型β地贫：患者体内没有正常的β珠蛋白基因，故β链不能合成或合成量很少。结果相对"过剩"的α链可沉降在红细胞膜上，增加膜的脆性、降低膜的变形能力，使红细胞容易破裂，引起严重的溶血性贫血。患儿出生后几个月便可出现溶血反应。由于组织缺氧，促进红细胞生成素分泌，刺激骨髓增生，骨质受损变得疏松，可出现鼻塌眼肿、上颌前突、头大额隆等特殊的"地中海贫血面容"。患者可能的基因型是 $β^0/β^0$、$β^0/β^+$、$δβ^0/δβ^0$ 或 $β^+/β^+$ 等。

2) 轻型β地贫：患者通常带有一个正常的β基因 $β^A$，所以能合成相当量的β链，表现为轻度的溶血性贫血。患者可能的基因型是 $β^+/β^A$、$β^0/β^A$ 或 $δβ^0/β^A$ 等。

3) 中间型β地贫：患者的症状介于重型和轻型之间，基因型通常为 $β^+$（高F）/$β^+$（高F）或 $β^+/δβ^+$，前者伴有胎儿血红蛋白 HbF（$α_2γ_2$）的明显增高。

二、血浆蛋白病

血浆蛋白是存在于血液中的多种功能蛋白的总称。血浆蛋白在体内起着凝血、止血、免疫防御和物质运输等重要作用。血浆蛋白病（plasma protein disease）是血浆蛋白遗传性缺陷所引起的一类疾病。

血友病（hemophilia）是一组凝血因子缺乏症，表现为遗传性的凝血障碍，主要分A、B、C三型，A型最为常见，A、B型属XR遗传方式，C型属AR遗传方式。

1. **血友病A** 又称凝血Ⅷ因子缺乏症，由抗血友病球蛋白（ⅧAHG）基因（Xq28）缺陷所致。
2. **血友病B** 又称凝血Ⅸ因子缺乏症，由血浆凝血活酶成分（PTC）基因（Xq27）缺陷引起。
3. **血友病C** 又称凝血Ⅺ因子缺乏症。由血浆凝血活酶前质（PTA）基因（15q11）缺陷所致。临床症状较A、B型轻。

三、结构蛋白病

结构蛋白是构成组织细胞结构和人体架构的一类功能蛋白。结构蛋白基因突变会导致结构蛋白病。

假肥大型肌营养不良症又称 Duchenne 型肌营养不良症（Duchenne muscular dystrophy, DMD），是一种肌膜蛋白病。该病是由于附在肌膜上的抗肌萎缩蛋白（dystrophin）或称肌营养不良蛋白遗传性缺失所致。患者常于幼年（3～5岁）发病，多为男性。此病以进行性加重的肌萎缩和肌无力为主要临床特征。先发症状为走路困难，呈鸭行步态，难以仰卧起立。患儿大多伴有腓肠肌假性肥大和心肌损害，部分伴有智力障碍，往往在少年（12岁左右）不能行走，死于青年（20岁前后）。

DMD是一种严重的X连锁隐性遗传病。研究证实，DMD基因（Xp21）缺陷主要表现为缺失型（～60%），其中缺失关键片段或缺失引起移码突变者，会导致典型的DMD；微小缺失而无移码者，会引起良性假肥大型肌营养不良症（Beeker型肌营养不良症，BMD）。BMD症状与DMD相似，但发病较晚、病情较轻、存活期较长。

四、受体蛋白病

受体是存在于细胞膜、细胞质或细胞核里的一类能接受和传递外界信息的特殊蛋白质。信号分子与相应的受体结合后，会引起细胞一系列反应，影响机体组织的生理过程。受体蛋白的基因突变会引起受体蛋白结构或数量异常而导致受体蛋白病（receptor disease）。

家族性高胆固醇血症（familial hypercholesterolemia, FH）是由于低密度脂蛋白受体（LDLR）蛋白基因（19p13）缺陷所致。患者血浆中胆固醇、三酰甘油（甘油三酯），特别是低密度脂蛋白（LDL）特异增多，并可沉积在血管壁，造成动脉粥样硬化，引发冠状动脉粥样硬化性心脏病，沉积在皮肤和肌腱等组织，形成黄色瘤。

正常情况下，细胞可从血浆中获得胆固醇或自身合成胆固醇，以供生理需要。其中，血浆中的 LDL 通过与细胞膜上的受体 LDLR 结合而转运入细胞内，被溶酶体水解酶水解，释放出游离胆固醇供细胞利用。胞内过剩的胆固醇会酯化成胆固醇酯而贮存。同时，积累的胆固醇会抑制细胞内胆固醇的自身合成，以协调细胞内的胆固醇水平。FH 患者的 LDLR 缺陷，一方面使 LDL 不易进入细胞而在血浆中积累；另一方面使细胞内胆固醇减少，解除了胆固醇合成的反馈抑制作用，导致细胞内胆固醇合成增加，结果使胆固醇在血浆及组织细胞中积累而致病。

本病为常染色体显性遗传方式，表现为不完全显性。LDL 基因突变包括碱基替换、插入、缺失等，其中以碱基缺失较多见。

五、膜转运蛋白病

由于膜转运蛋白的遗传缺陷导致的疾病称为膜转运蛋白病。

（一）囊性纤维样变

囊性纤维样变（cystic fibrosis，CF）是一种典型的膜转运蛋白疾病。CF 基因（7q31）编码一种细胞膜整合蛋白，该蛋白为 Cl^- 等物质的转运通道。CF 基因突变类型涉及插入、缺失、错义突变、无义突变等。CF 主要累及肺、胰腺等器官，患者最后因肺功能衰竭、感染和营养不良而死。

（二）胱氨酸尿症

胱氨酸尿症（cystinuria）患者的肾小管及小肠黏膜上皮细胞的膜转运蛋白缺陷，使肾小管对胱氨酸、赖氨酸、精氨酸和鸟氨酸的重吸收障碍。患者血浆中这四种氨基酸的含量偏低，而尿液中的含量增高，导致尿路结石发生，可引起尿路感染和绞痛等症状。

胱氨酸尿症 I 型为常染色体隐性遗传，患者对四种氨基酸均不能吸收；II 型和 III 型均为常染色体不完全显性遗传，症状较轻。

第二节　先天性代谢病

先天性代谢缺陷（inborn errors of metabolism）也称遗传性酶病（hereditary enzymopathy），是由于基因突变造成的酶蛋白质分子结构或数量异常所引起的疾病。涉及糖代谢缺陷、氨基酸代谢缺陷、脂类代谢缺陷、核酸代谢缺陷、溶酶体沉积病、药物代谢缺陷和维生素代谢缺陷等。绝大多数遗传性酶病为常染色体隐性遗传。

一、糖代谢遗传病

由于糖代谢酶的遗传性缺陷，使体内糖代谢异常可导致糖代谢缺陷病。

（一）半乳糖血症（galactosemia）

主要表现为患儿对乳糖不耐受，婴儿哺乳后呕吐、腹泻，继而出现白内障、肝硬化、黄疸、腹水、智力发育不全等。

半乳糖血症 I 型（经典型）患者由于半乳糖-1-磷酸尿苷转移酶基因缺陷，使该酶缺乏，导致半乳糖和 1-磷酸半乳糖在血中积累，部分随尿排出。1-磷酸半乳糖在脑组织积累可引起智力障碍；在肝积累可引起肝损害，甚至肝硬化；在肾积累可致肾功能损害而呈蛋白尿和氨基酸尿。半乳糖在醛糖还原酶作用下生成半乳糖醇，可使晶状体渗透压改变，使水分进入晶体，影响晶状体代谢而致白内障。血中半乳糖升高会抑制糖原分解成葡萄糖，出现低血糖。本病表现为常染色体隐性遗传。

(二) 葡萄糖-6-磷酸脱氢酶缺乏症

葡萄糖-6-磷酸脱氢酶缺乏症（glucose-6-phosphate dehydrogenase deficiency, G6PD deficiency）是由于葡萄糖-6-磷酸脱氢酶（G6PD）基因（Xq28）缺陷，致使G6PD缺乏所引起。患者平常无明显症状，但吃了蚕豆或一些药物（解热镇痛类、喹啉类、磺胺类等）后，可出现血红蛋白尿、黄疸、贫血等急性溶血反应。

正常红细胞糖代谢中，G6PD催化葡萄糖-6-磷酸的脱氢反应，生成还原型辅酶Ⅱ（NADPH）。后者递氢，使谷胱甘肽（GSSG）有效地转变成还原型谷胱甘肽（GSH）。足量的GSH可及时降解机体在氧化还原过程或氧化性药物作用下产生的 H_2O_2，消除其毒性作用。

G6PD缺乏时，NADPH减少，导致GSH不足。服用氧化性药物后，代谢所产生的 H_2O_2 会破坏GSH并积累。过多的 H_2O_2 可氧化血红蛋白（Hb）表面β链上的半胱氨酸巯基，使Hb的4条肽链解聚，内部巯基暴露并被氧化，导致Hb变性，形成变性珠蛋白小体（Heinz小体），后者可沉降在红细胞膜上，影响红细胞的形态和变形性。同时，H_2O_2 还氧化红细胞膜上的蛋白质和脂类，使膜脆性增加而红细胞变形能力下降，这种红细胞挤压时易破裂，引发急性溶血反应。

本病又称蚕豆病，属X连锁的不完全显性遗传。

(三) 糖原贮积症

糖原贮积症（glycogen storage disease，GSD）是一组较罕见的糖代谢遗传病。因参与糖原分解和合成的相关酶异常、使糖原在体内贮积而发病。病变主要累及肝及肌肉，也伴有心、肾和神经系统的损伤。根据缺陷酶的不同，可将糖原贮积症分为十几型，多数为常染色体隐性遗传。

Ⅰ型糖原贮积症较为常见，由于基因突变使葡萄糖-6-磷酸酶缺陷，导致肝、肾及肠黏膜等组织中糖原蓄积，患者易出现低血糖，并有肝、肾肿大等症状，严重时会发生酸中毒。

(四) 黏多糖贮积症

黏多糖是蛋白质和氨基多糖（酸性黏多糖）结合形成的糖蛋白，是结缔组织基质、线粒体、核膜和质膜的重要组成成分。黏多糖分解时需要多种溶酶体水解酶的参与，这些酶的遗传性缺陷可使氨基多糖降解不完全而蓄积于溶酶体中导致黏多糖贮积症（mucopolysaccharidosis，MPS）。患儿会出现肝脾大、骨骼异常、面容粗陋、智力障碍等症状，蓄积的黏多糖可随患儿的尿液排出。

本病可分许多类型，其中MPS Ⅰ型是由于α-艾杜糖醛酸酶遗传缺陷引起。除Ⅱ型为X连锁隐性遗传外，其他各型均为常染色体隐性遗传。

二、氨基酸代谢遗传病

氨基酸代谢病是氨基酸代谢过程中的遗传性酶缺陷所致。

(一) 苯丙酮尿症

苯丙酮尿症（phenylketouria，PKU）是由于苯丙氨酸羟化酶（PAH）基因（12q24）缺陷，引起苯丙氨酸羟化酶遗传性缺乏所致。患者幼年就可表现出尿臭、弱智、白化等主要临床特征，本病为常染色体隐性遗传方式。

典型的 PKU 患者，由于 *PAH* 基因缺陷，导致肝内苯丙氨酸羟化酶缺乏，使苯丙氨酸不能转变成酪氨酸而在血清中积累。过量的苯丙氨酸进入旁路代谢，经转氨酶催化生成苯丙酮酸，再经氧化、脱羧产生苯乳酸、苯乙酸等异常旁路副产物。这些物质通过不同途径引起下列表型反应：①尿臭，旁路代谢副产物苯丙酮酸、苯乳酸、苯乙酸等有特殊臭味，并可随尿和汗液排出，使尿、汗液呈鼠尿样腐臭味；②弱智，旁路产物通过抑制脑组织内有关酶，影响 γ-氨基丁酸和 5-羟色胺的生成，进而影响大脑的发育和功能，导致智力低下；③白化，旁路产物可抑制酪氨酸酶，使酪氨酸不能有效变成黑色素，使皮肤、毛发及视网膜黑色素较少而呈白化现象（图 10-2）。

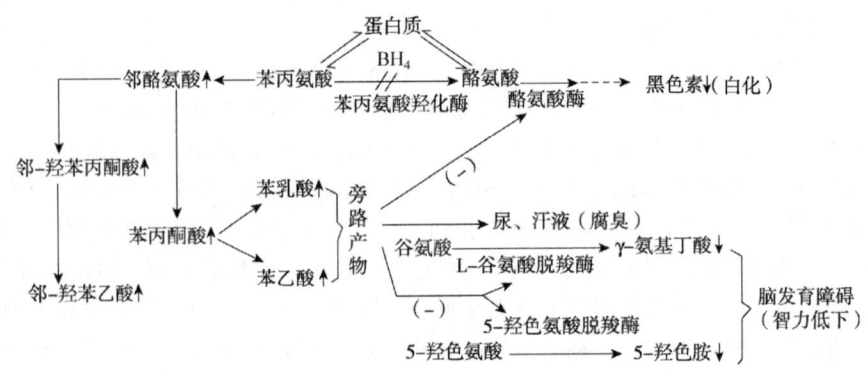

图 10-2　苯丙氨酸代谢与 PKU

（二）白化病

典型白化病（Ⅰ型）是由于酪氨酸酶基因（11q14-q21）缺陷导致酪氨酸酶缺乏，使酪氨酸不能转变为黑色素前体，进而影响黑色素生成所致。患者全身皮肤、毛发、眼睛缺乏黑色素，全身白化，终生不变。由于缺少黑色素，患者对阳光敏感，眼睛羞明怕光、眼球震颤，暴晒易诱发皮肤癌。本病属常染色体隐性遗传方式。

三、核酸代谢遗传病

核酸代谢病是核酸代谢有关的酶遗传性缺陷，引起核酸代谢紊乱所致。

Lesch-Nyhan 综合征是人体内嘌呤代谢中的酶遗传性缺陷所致的嘌呤代谢病，属于核酸代谢病。

本病的临床特征表现为高尿酸血症、尿酸尿和尿道结石、痛风和痛风性关节炎，伴有智障、舞蹈样动作和强迫性自残行为。因此，该病又称自毁容貌综合征（self-mutilation syndrome）。该综合征是次黄嘌呤鸟嘌呤磷酸核糖转移酶遗传性缺陷，使嘌呤代谢中的一种反馈抑制作用消失或减弱，使嘌呤合成加快，在体内特别是神经系统中堆积，并引起尿酸增高而致病。

该病遗传方式是 X 连锁的隐性遗传。

四、脂代谢遗传病

脂代谢病是脂类代谢过程的特异性酶缺陷而引起的疾病。

高雪（Gaucher）病是由于溶酶体内的葡萄糖脑苷脂酶基因缺陷，使该酶缺乏或活性低下，导致葡萄糖脑苷脂在组织细胞中累积而引起疾病。本病特征是患者的肝、脾、淋巴结及骨髓等组织可见葡萄糖脑苷脂蓄积的 Gaucher 细胞。主要可见Ⅰ型和Ⅱ型，Ⅰ型患者临床主要表现为肝脾大、贫血、发育迟缓，以及意识障碍、惊厥、四肢强直、吞咽困难等。病情进展快，通常在 1 岁前死亡。Ⅱ型患者病情较轻，多无神经系统症状，病情进展慢，可生存至中青年。

该病呈常染色体隐性遗传。

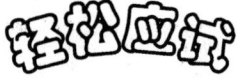

一、选择题

【A 型题】

1. 人类胎儿期的主要血红蛋白是 HbF，其分子组成是
   A. $\alpha_2\beta_2$
   B. $\alpha_2\gamma_2$
   C. $\alpha_2\epsilon_2$
   D. $\alpha_2\delta_2$
   E. $\zeta_2\epsilon_2$

2. 人类成人期红细胞中的主要血红蛋白是 HbA，其分子组成是
   A. $\zeta_2\epsilon_2$
   B. $\alpha_2\beta_2$
   C. $\alpha_2\gamma_2$
   D. $\alpha_2\epsilon_2$
   E. $\alpha_2\delta_2$

3. 镰形细胞贫血患者的血红蛋白是 HbS，其分子组成是
   A. $\alpha_2\beta_2^{6谷\rightarrow赖}$
   B. $\alpha_2\beta_2^{26谷\rightarrow赖}$
   C. $\alpha_2\beta_2^{26谷\rightarrow缬}$
   D. $\alpha_2\beta_2^{6谷\rightarrow缬}$
   E. $\alpha_2\beta_2^{6谷\rightarrow缬}$

4. 引起镰形细胞贫血的 β 珠蛋白基因突变类型是
   A. 移码突变
   B. 错义突变
   C. 无义突变
   D. 整码突变
   E. 终止密码子突变

5. 人类 Hb Lepore 的类 β 珠蛋白链由 δβ 基因编码，该基因的形成机制是
   A. 碱基置换

B. 碱基插入
C. 密码子插入
D. 染色体错误配对引发的不等交换
E. 基因剪接

6. HbH 病患者的可能基因型是
   A. --/--
   B. -α/-α
   C. --/αα
   D. -α/αα
   E. $\alpha\alpha^{CS}$/--

7. 静止型 α 地贫患者与轻型 α 地贫患者（-α/-α）结婚，生出轻型 α 地贫患者的可能性是
   A. 0
   B. 1/8
   C. 1/4
   D. 1/2
   E. 1

8. 静止型 α 地贫患者之间婚配，生出轻型 α 地贫患者的可能性是
   A. 0
   B. 1
   C. 1/2
   D. 1/4
   E. 1/8

9. 轻型 β 地贫患者的可能基因型是
   A. β^0/β^+
   B. $\delta\beta^0/\delta\beta^+$
   C. β^0/β^A
   D. β^+/β^+
   E. β^+（高 F）/β^+（高 F）

10. 基因型为 β^0/β^+ 的个体表现为
    A. 重型 β 地贫

B. 中间型β地贫
C. 轻型β地贫
D. 静止型地贫
E. 正常

11. 基因型为 β^+（高F）/β^+（高F）的个体表现为
    A. 重型β地贫
    B. 中间型β地贫
    C. 轻型β地贫
    D. 静止型地贫
    E. 正常

12. 基因型为 $\delta\beta^0/\beta^A$ 的个体表现为
    A. 重型β地贫
    B. 中间型β地贫
    C. 轻型β地贫
    D. 静止型地贫
    E. 正常

13. 重型β地贫患者与正常人结婚，其后代表现为
    A. 重型β地贫
    B. 中间型β地贫
    C. 轻型β地贫
    D. 静止型地贫
    E. 正常

14. 正常人与重型β地贫患者结婚，生出轻型β地贫患者的可能性是
    A. 0
    B. 1/8
    C. 1/4
    D. 1/2
    E. 1

15. 血友病A型和B型的遗传方式同是
    A. AD
    B. AR
    C. XD
    D. XR
    E. Y连锁

16. A型血友病患者体内遗传性缺乏
    A. Ⅹ因子
    B. ⅧVWF因子
    C. Ⅸ因子
    D. ⅧAHG因子
    E. Ⅺ因子

17. B型血友病患者体内遗传性缺乏
    A. ⅧAHG因子
    B. ⅧVWF因子
    C. Ⅸ因子
    D. Ⅹ因子
    E. Ⅺ因子

18. 导致家族性高胆固醇血症的缺陷基因是
    A. 铜运转蛋白基因
    B. 肌营养不良蛋白基因
    C. AHG基因
    D. 低密度脂蛋白基因
    E. 低密度脂蛋白受体蛋白基因

19. 白化病Ⅰ型患者体内缺乏
    A. 苯丙氨酸羟化酶
    B. 半乳糖激酶
    C. 酪氨酸酶
    D. 精氨酸酶
    E. 葡萄糖-6-磷酸脱氢酶

20. 与苯丙酮尿症**不符**的临床特征是
    A. 患者尿液有大量的苯丙氨酸
    B. 患者尿液有苯丙酮酸
    C. 患者尿液和汗液有特殊臭味
    D. 患者智力发育低下
    E. 患者的毛发和肤色较浅

21. 苯丙酮尿症患者体内哪种物质异常增高
    A. 酪氨酸
    B. 5-羟色胺
    C. γ-氨基丁酸
    D. 黑色素
    E. 苯丙酮酸

22. 苯丙酮尿症患者体内缺乏
    A. 酪氨酸酶
    B. 精氨酸酶
    C. 半乳糖激酶
    D. 苯丙氨酸羟化酶
    E. 葡萄糖-6-磷酸酶

23. 半乳糖血症患者体内缺乏
    A. 酪氨酸酶
    B. 葡萄糖-6-磷酸酶
    C. 苯丙氨酸羟化酶
    D. 半乳糖-1-磷酸尿苷转移酶

E. 精氨酸酶

24. 痛风涉及的异常代谢表现为
   A. 代谢终产物缺乏
   B. 代谢中间产物积累
   C. 代谢底物积累
   D. 代谢产物增加
   E. 代谢副产物积累

25. 与白化病Ⅰ型有关的异常代谢结果是
   A. 代谢底物积累
   B. 代谢中间产物积累
   C. 代谢终产物缺乏
   D. 代谢产物增加
   E. 代谢副产物积累

26. 苯丙酮尿症的发病机制是苯丙氨酸羟化酶缺乏导致
   A. 代谢终产物缺乏
   B. 代谢中间产物积累
   C. 代谢底物积累
   D. 代谢产物增加
   E. 代谢副产物产生

27. 半乳糖血症与哪种代谢异常有关
   A. 代谢终产物缺乏
   B. 代谢中间产物积累
   C. 代谢底物积累
   D. 代谢产物增加
   E. 代谢副产物积累

28. "蚕豆病"患者体内缺乏
   A. 酪氨酸酶
   B. 葡萄糖-6-磷酸酶
   C. 苯丙氨酸羟化酶
   D. 葡萄糖-6-磷酸脱氢酶
   E. 精氨酸酶

29. 糖原贮积症Ⅰ型患者体内缺乏
   A. 酪氨酸酶
   B. 葡萄糖-6-磷酸酶
   C. 苯丙氨酸羟化酶
   D. 葡萄糖-6-磷酸脱氢酶
   E. 精氨酸酶

30. Gaucher病患者体内缺乏
   A. 酪氨酸酶
   B. 葡萄糖-6-磷酸酶
   C. 苯丙氨酸羟化酶
   D. 葡萄糖-6-磷酸脱氢酶
   E. β葡萄糖苷酶

【B型题】

(31～33题共用备选答案)
   A. 0
   B. 1/8
   C. 1/4
   D. 1/2
   E. 1

31. 正常人与HbH病患者结婚,生出轻型α地贫患者的可能性是

32. 正常人与轻型α地贫患者(-α/-α)结婚,生出轻型α地贫患者的可能性是

33. 静止型α地贫患者与HbH病患者结婚,生出HbH病患者的可能性是

(34～35题共用备选答案)
   A. 11p13
   B. 11p15
   C. 11q15
   D. 16q15
   E. 16p13

34. 人类α珠蛋白基因簇定位于

35. 人类β珠蛋白基因簇定位于

(36～40题共用备选答案)
   A. 0
   B. 1
   C. 2
   D. 3
   E. 4

36. HbBart's胎儿水肿综合征患者缺失α珠蛋白基因的数目是

37. 静止型α地贫患者缺失α珠蛋白基因的数目是

38. HbH病患者缺失α珠蛋白基因的数目是

39. 轻型α地贫患者缺失α珠蛋白基因的数目是

40. β地贫患者缺失α珠蛋白基因的数目是

【X型题】

41. 能表达出人类正常珠蛋白的基因是
    A. α
    B. β
    C. Ψβ
    D. γ

42. 人类胚胎期的主要血红蛋白是
    A. $α_2β_2$
    B. $α_2γ_2$
    C. $α_2ε_2$
    D. $ζ_2ε_2$

43. 轻型α地贫患者的可能基因型是
    A. --/--
    B. -α/-α
    C. -α/αα
    D. --/αα

44. HbH病患者的可能基因型是
    A. --/--
    B. --/-α
    C. $αα^T$/--
    D. -α/-α

45. 重型β地贫患者的可能基因型是
    A. $β^0/β^+$
    B. $β^0/β^A$
    C. $β^0/β^0$
    D. $β^+/β^A$

46. 轻型β地贫患者的可能基因型是
    A. $β^0/β^+$
    B. $β^0/β^A$
    C. $β^0/β^0$
    D. $β^+/β^A$

47. 镰状细胞贫血患者的红细胞
    A. 形态正常
    B. 形态异常
    C. 变形能力增加
    D. 变形能力下降

48. 白化病Ⅰ型患者体内缺乏
    A. 精氨酸酶
    B. 酪氨酸
    C. 黑色素
    D. 酪氨酸酶

49. 苯丙酮尿症患者的主要临床特征是
    A. 尿臭
    B. 尿黑
    C. 白化
    D. 弱智

50. 造成苯丙酮尿症患者尿臭的物质是
    A. 5-羟色胺
    B. 苯乙酸
    C. 苯丙酮酸
    D. 苯乳酸

二、名词解释

1. 分子病（molecular disease）
2. 血红蛋白病（hemoglobinopathy）
3. 地中海贫血（thalassemia）
4. 异常血红蛋白病（综合征）（abnormal hemoglobin syndrome）
5. 血友病（hemophilia）
6. 受体蛋白病（receptor disease）
7. 先天性代谢缺陷（inborn errors of metabolism）
8. 遗传性酶病（hereditary enzymopathy）

三、问答题

1. 何谓血红蛋白病？它分几大类型？
2. 试述引起血红蛋白结构异常的基因突变类型。
3. 以镰状细胞贫血为例，阐述分子病的发病机制。
4. 试述重型β地贫的分子机制及主要临床症状。
5. 酶基因缺陷如何引起各种代谢紊乱并导致疾病？
6. 简述Duchenne型肌营养不良症的主要临床症状及遗传基础。
7. 苯丙酮尿症有哪些主要的临床特征？简述其分子机制。

8. 简述家族性高胆固醇血症的分子机制。
9. 何谓血友病？试述不同类型血友病的遗传基础。
10. 简述葡萄糖-6-磷酸脱氢酶缺乏症的主要临床症状及分子机制。

选择题参考答案

【A 型题】

1. B 2. B 3. E 4. B 5. D 6. E 7. D 8. D 9. C 10. A 11. B 12. C 13. C
14. E 15. D 16. D 17. C 18. E 19. C 20. A 21. E 22. D 23. D 24. D 25. C
26. E 27. B 28. D 29. B 30. E

【B 型题】

31. D 32. A 33. C 34. E 35. B 36. E 37. B 38. D 39. C 40. A

【X 型题】

41. ABD 42. CD 43. BD 44. BC 45. AC 46. BD 47. BD 48. CD 49. ACD 50. BCD

（张　涛）

第十一章 多基因遗传病

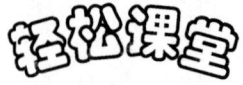

第一节 多基因遗传病概述

多基因遗传病是由环境因素和遗传因素共同作用产生，与单基因遗传病不同的是，易感基因的效应通过累加所致。

许多常见病或多发畸形的发病率为0.1%～1%，有家族聚集性，但系谱分析不符合一般单基因遗传病的遗传规律。患者同胞患病率高于普通人群，但又不同于单基因遗传病患者同胞发病率较高的特点。家系中再发风险与疾病严重程度、人群中发病率高低、家庭中患者个数等因素相关。此类具有一定遗传基础的复杂性疾病也称为多基因遗传病或复杂性疾病，如先天性心脏病、精神分裂症、糖尿病、哮喘、唇腭裂、先天性幽门狭窄等。

多基因遗传病的特点：

1. 家族聚集性　患者同胞中的发病风险低于单基因遗传病的1/2或1/4，但相对于人群中其他人，发病率相对较高，且患者的双亲和子代发病率与同胞相同。随着亲缘级别的降低，患者亲属发病风险明显下降。亲属发病风险与家族中已有患者人数和患病程度有关，患病人数越多，病情也严重，亲属再发风险越大。近亲婚配子女发病率也高于随机婚配子女。

2. 性别和种族差异　有些多基因遗传病具有性别和种族的差异，如先天性幽门狭窄，男性发病高于女性。唇裂发病率在非洲人群中低于高加索人种，具有种族差异。

多基因病的研究方法：

1. 复合分离分析。
2. 连锁分析法。
3. 受累同胞对分析。
4. 群体关联分析。
5. 易感基因定位克隆法。

轻松记忆

单基因遗传病	多基因遗传病
一对等位基因控制	多基因控制
不易受环境因素影响	易受环境因素影响
具有家族聚集性	具有家族聚集性
同胞患病率可以通过孟德尔遗传计算	同胞患病率低于单基因遗传病的 1/2 或 1/4
除性染色体基因外,男女发病无差异	有些多基因病具有男女差异
病例:PKU、DMD	病例:精神分裂症、哮喘

第二节 多基因遗传病实例

一、精神分裂症

- 精神分裂症是一组较为常见的病因不明的精神障碍性疾病。其发生率为1%左右,男女之比为1:1.6。
- 临床症状有:联想障碍、情感淡漠、情感不协调;意志活动减退或缺乏;幻觉、妄想和紧张症症候群;缺乏自知力。
- 精神分裂症发生的遗传因素:遗传因素在精神分裂症的发病过程中起着非常重要的作用,具有遗传异质性特点。遗传方式也不固定,目前报道过的遗传方式包括显性遗传、隐性遗传及多基因遗传方式。但大部分精神分裂症以多基因遗传方式为主,遗传率为70%~85%。发病与环境因素诱导有关。主要与精神分裂症相关的基因有:多巴胺D2受体基因(DRD)、5-HTR2A 基因、HLA 基因、KCNN3 基因等。

二、原发性高血压

高血压是一类以动脉血压升高为主要特征,可并发心、脑、肾和视网膜等靶器官损伤及代谢改变的临床综合征。临床分为原发性高血压和继发性高血压,其中以原发性高血压多见,占90%~95%。原发性高血压属于多基因、多因素引起的遗传异质性很高的一类疾病,有明显的家族聚集现象,而且不同种族或民族间群体患病率差异很大。

遗传因素在高血压发病中起重要作用,个体间血压水平的变异30%~70%由遗传因素所致。高血压遗传研究目前分为两个部分,一是单基因所致的遗传性高血压,二是涉及原发性高血压的相关性研究。主要研究涉及G蛋白信号转导系统、肾素-血管紧张素系统、离子通道、免疫-炎症系统的相关研究及去甲肾上腺素等方面。通过高血压发病机制及全基因组扫描相关分析,现阶段已确定的高血压候选基因有:ECE1、RGS5、ATP1B1、SELE、AGT、HYT1、HYT2、HYT3、HYT4、HYT5、HYT6、AGTR1、ADD1、CYP3A5、NOS3、GNB3、NOS2A、PNMT 和 PTGIS。其他的相关研究还在进行中。

三、糖尿病

糖尿病(DM)是以慢性血糖升高和糖耐量异常为特征的糖类、蛋白质、脂肪代谢紊乱的综合征。临床分为1型糖尿病和2型糖尿病。

- 1型糖尿病（DM，OMIM：222100）属于自身免疫性疾病。由于胰岛素β细胞膜上 HLI-Ⅱ类基因异常表达，使得β细胞成为抗原递呈细胞。在环境因素作用下，免疫反应被激活，产生自身抗体，导致胰岛细胞炎症，逐步发展成糖尿病。
- 2型糖尿病（OMIM：125853），也称为胰岛素依赖性糖尿病，发病多为自主神经类型，表现为副交感神经张力增加，交感神经张力减弱导致低血糖倾向及多吃、肥胖。2型糖尿病患者随着年龄增加，出现胰岛β细胞数目减少，胰岛素分泌缺陷或终末器官对胰岛素产生抗性，导致糖尿病。2型糖尿病发病高于1型。
- 2型糖尿病是一种复杂的代谢性疾病，其发生及发展过程涉及众多基因、蛋白质和小分子及其相互作用。从遗传水平上看，主要包括4大类：
    - 胰岛素分泌及其相关基因：$KCNJ11$、$ABCC8$、INS、$INSR$、$IRS1$ 和 $IRS2$；
    - 葡萄糖代谢及其相关基因：GCK、$SLC30A8$、$SLC2A4$ 等；
    - 脂肪代谢及其相关基因：$PPARG$ 和 $LIPC$ 等；
    - 其他与2型糖尿病 DM 相关的基因：$HNF4A$、$GCGR$、$IGF2BP2$、$CDKAL1$、$TCF7L2$、$GPD2$、$NEUROD1$、WFS、$NIDDM4$、$HMGA1$、$ENPP1$、$PAX4$、$MAPK8IP1$、$UCP3$、$MTNR1B$、$HNF1A$、$HNF1B$、$IPF1$、$RETN$、$AKT2$、$NIDDM3$、$PTPN1$ 等。

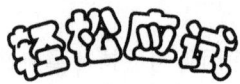

一、选择题

【A 型题】

1. 下列疾病中**不属于**多基因遗传病的是
   A. 舞蹈病（亨廷顿病）
   B. 精神分裂症
   C. 先天性幽门狭窄
   D. 唇裂
   E. 2型糖尿病

2. 一对夫妇生了一个唇腭裂患儿，他们再生育一个患唇腭裂的患儿风险是
   A. 1/3
   B. 1/4
   C. 高于普通人群
   D. 1/2
   E. 1/8

3. 下列哪项是多基因病
   A. 肾结石
   B. Marfan 综合征
   C. 苯丙酮尿症
   D. 蚕豆病
   E. Turner 综合征

4. 下面符合多基因遗传病的描述是
   A. 疾病所具有的性状是在正常数量基础上的增加或减少
   B. 系谱分析符合孟德尔遗传方式
   C. 群体发病率小于 0.1%
   D. 环境因素起主要作用
   E. 遗传基础是两对或两对以上纯合隐性基因

5. 2型糖尿病的遗传特点有
   A. 常染色体隐性遗传病
   B. X 连锁隐性遗传病
   C. 染色体病
   D. 线粒体遗传病
   E. 多因素所致的复杂性疾病。

6. 主要与精神分裂症相关的基因**不包括**
   A. DRD
   B. 5-HTR2A
   C. HLA
   D. PAH
   E. KCNN3

7. 精神分裂症的复发风险与下列哪些因素

无关
A. 病情严重程度
B. 近亲婚配
C. 家庭中的患病人数
D. 家庭成员数
E. 人群中的发病率

【B 型题】

(8～10 题共用备选答案)
A. 2 型糖尿病
B. 21 三体综合征
C. 假肥大性肌营养不良
D. 猫叫综合征
E. 18 三体综合征

8. 上述属于单基因遗传病的是
9. 上述属于多基因病的是
10. 上述可以治疗的疾病是

【X 型题】

11. 多基因遗传病的特点包括
    A. 发病率有种族差异
    B. 患者同胞的发病风险为 1/2 或 1/4
    C. 家族聚集倾向
    D. 每种病的发病率均高于 0.1%
12. 下列为多基因遗传病的是
    A. 精神分裂症
    B. 糖尿病
    C. Down 综合征
    D. 苯丙酮尿症
13. 主要与精神分裂症相关的基因有
    A. 5-HTR2A
    B. HLA
    C. DRD3
    D. KCNN3
14. 原发性高血压的易感基因研究包括下列哪些方面
    A. G 蛋白信号转导系统
    B. 肾素-血管紧张素系统
    C. 离子通道
    D. 免疫-炎症系统的相关研究

二、名词解释

多基因遗传病（polygenic inheritance disease）

三、问答题

1. 如何判断一种疾病是单基因遗传病还是多基因遗传病？
2. 多基因遗传病再发风险与哪些因素有关？

选择题参考答案

【A 型题】
1. A 2. C 3. A 4. A 5. E 6. D 7. D

【B 型题】
8. C 9. A 10. A

【X 型题】
11. ACD 12. AB 13. ABCD 14. ABCD

(王小竹)

第十二章 线粒体疾病

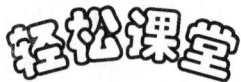

广义的线粒体病（mitochondrial disease）指以线粒体功能异常为主要病因的一大类疾病。狭义的概念即线粒体 DNA 突变所致的线粒体功能异常。

第一节 疾病过程中的线粒体变化

一些环境因素的影响可直接造成线粒体功能的异常。如中毒、感染等情况下，线粒体亦可发生肿胀甚至破裂。如人原发性肝癌细胞癌变过程中，线粒体嵴的数目下降；缺血性损伤时的线粒体也会出现凝集、肿胀等；坏血病患者的病变组织中有时也可见融合的线粒体球。线粒体常作为细胞病变或损伤时最敏感的指标之一，是分子细胞病理学检查的重要依据。

第二节 线粒体疾病的分类

一、生化分类

根据线粒体的代谢功能，线粒体疾病可分为 5 种类型：
1. 底物转运缺陷
2. 底物利用缺陷
3. Krebs 循环缺陷
4. 电子传导缺陷
5. 氧化磷酸化偶联缺陷

二、遗传分类

根据缺陷的遗传原因，线粒体疾病分为 3 种类型：
1. 核 DNA（nDNA）缺陷
2. mtDNA 缺陷
3. nDNA 和 mtDNA 联合缺陷

第三节 mtDNA 突变引起的疾病

线粒体病是一组多系统疾病。根据病变发生的系统分为：
1. 线粒体脑病　病变以中枢神经系统为主。
2. 线粒体肌病　病变以骨骼肌为主。
3. 线粒体脑肌病　病变同时侵犯中枢神经系统和骨骼肌。

第十二章 线粒体疾病

线粒体疾病通常累及多个系统，表现型有高度差异。

不同的 mtDNA 突变可导致相同疾病，而同一突变也可引起不同表型，并且通常与突变 mtDNA 的异质性水平和组织分布相关。

一、Leber 遗传性视神经病

Leber 遗传性视神经病（Leber hereditary optic neuropathy，LHON）于 1871 年由 Leber 医生首次报道，因主要症状为视神经退行性病变，故又称 Leber 视神经萎缩。患者多在 18～20 岁发病，男性较多见，细胞中突变 mtDNA 超过 96% 时发病。临床表现为双侧视神经严重萎缩引起的急性或亚急性双侧中央视力丧失，可伴有神经、心血管、骨骼肌等系统异常。

诱发 LHON 的 mtDNA 突变均为点突变。由于 NADH 脱氢酶的 ND4 亚单位基因发生 G11778A 突变，使 ND4 的第 340 位上 1 个高度保守的精氨酸被组氨酸取代，NADH 脱氢酶活性降低和线粒体产能效率下降，不能长期维持视神经的完整结构，导致神经细胞退行性病变、死亡。近年来，已相继报道有更多 mtDNA 点突变与 LHON 相关。

LHON 家系中多发点突变可分原发性突变和继发性突变，mtDNA 某一"原发"突变或 nDNA 遗传缺陷可导致"继发"突变。单一的原发性突变即可引起 LHON；继发性突变往往以某型突变为主，伴发其他类型突变（二次突变或 nDNA 突变），才能引起 LHON。

利用 LHON 患者的特异性 mtDNA 突变，可进行该病的基因诊断。

二、线粒体脑肌病

线粒体脑肌病（mitochondrial encephalomyopathies，ME）是一组由于线粒体功能缺陷引起的多系统疾病，以中枢神经和肌肉系统病变为主，特征是正常与病变肌纤维混合。根据临床表现，将线粒体脑肌病分为：伴有破碎红纤维的肌阵挛癫痫（myoclonic epilepsy and ragged red fibers，MERRF）、线粒体脑肌病合并乳酸血症及卒中样发作（mitochondrial encephalomyopathy with lactic acidosis, and stroke-like episodes，MELAS）、Kearns-Sayre 综合征（KSS）、慢性进行性眼外肌麻痹（chronic progressive external ophthalmoplegia，CPEO）等几种。

（一）伴有破碎红纤维的肌阵挛癫痫

MERRF 患者的主要临床表现为阵发性癫痫，伴有进行性神经系统障碍。MERRF 最常见的突变类型是 mtDNA 第 8344 位点 A→G 的碱基置换，结果影响了 OXPHOS 复合体 Ⅰ 和复合体 Ⅳ 的合成，导致患者多系统病变。

（二）线粒体脑肌病合并乳酸血症及卒中样发作

MELAS 患者的主要临床表现为阵发性呕吐、癫痫、血乳酸中毒等。

MELAS 的分子特征是线粒体 tRNA 的点突变，使 $tRNA^{Leu}$ 基因结构异常，转录终止因子不能结合，rRNA 和 mRNA 合成比例发生改变。

（三）Kearns-Sayre 综合征、慢性进行性眼外肌麻痹

KSS 和 CPEO 是同一疾病的两种不同类型。CPEO 患者以眼外肌麻痹为主要症状，常在青春期或成年发病；KSS 除进行性眼肌麻痹外，还具有色素视网膜炎、心脏传导功能障碍等症状，常在婴儿、儿童或青春期发病。

KSS 和 CPEO 主要是由于 mtDNA 的"普遍缺失"引起，缺失多发生在重链和轻链两个复制起始点之间，缺失区两侧有同向重复序列。缺失的 mtDNA 具有明显的复制优势，可抑制线粒体

翻译，酶活性下降。KSS 和 CPEO 病情的严重程度取决于缺失型 mtDNA 的异质性水平和组织分布。

三、线粒体心肌病

线粒体心肌病累及心脏和骨骼肌，患者常有严重的心力衰竭。mtDNA 的突变和缺失与某些心肌病有关。

四、帕金森病

帕金森病（Parkinson disease，PD）又称震颤性麻痹，是一种晚年发病的神经系统变性疾病。神经病理学特征包括黑质致密区多巴胺能神经元发生退行性变。患者脑组织，特别是黑质中存在 4977 bp 长的一段 DNA 缺失，导致多种组织细胞内的线粒体复合体存在功能缺陷，进而引起神经元中能量代谢障碍。

五、其他与线粒体有关的病变

（一）衰老

在个体衰老的进程中，抗氧化防御系统作用减弱，线粒体内自由基累积，导致线粒体的氧化性损伤。这些与突变 mtDNA 积累密切相关。突变类型主要是缺失，可累及脑、心肌、骨骼肌、肝等多种器官组织。不同年龄的人各组织细胞中 mtDNA 片段缺失的位置可能不同，但缺失率均随年龄增加而增加。缺失的 mtDNA 积累到一定程度时，线粒体发生生物学变化，引起衰老和多种老年退化性疾病。

（二）肿瘤

肿瘤细胞能量需求很高。mtDNA 突变可以导致细胞生成能量的改变而导致肿瘤。

细胞内线粒体受损等情况可使 mtDNA 游离出线粒体膜外，胞质中未清除的 mtDNA 分子有可能像致瘤病毒那样通过核膜，随机整合到 nDNA 中，激活原癌基因或抑制抗癌基因，导致癌变。

mtDNA 是致癌物作用的重要靶点，众多研究结果显示，化学致癌物与 mtDNA 的结合比 nDNA 更充分。

（三）糖尿病

近年来的研究证实，一些 2 型糖尿病的发生与线粒体基因的突变有关，mtDNA 点突变或缺失可选择性地破坏 β 细胞。

与线粒体糖尿病有关的 mtDNA 突变类型较多。$tRNA^{Leu(UUR)}$ 基因 3230～3304 是热点突变区域，其中 A3243G 突变最为常见。

mtDNA 突变可通过以下机制诱导糖尿病：①突变使 β 细胞变得不能感受血糖值，ATP 合成不足，胰岛素分泌降低；②β 细胞不稳定性增高，诱发自身免疫介导的 β 细胞损坏；③增加糖原异生；④脂肪细胞对胰岛素的反应减弱，糖耐量减退，出现高血糖。

（四）冠状动脉粥样硬化性心脏病（冠心病）

线粒体内的氧化应激水平提高能大大增加线粒体的损伤程度，又形成恶性循环，增加氧化应激水平。冠脉狭窄、心肌细胞缺血和反复出现低血氧情况与 mtDNA 突变互为因果关系。冠心病患者 mtDNA 5.0 kb 片段的缺失率比正常人高。

第四节　nDNA 突变引起的线粒体病

一、编码线粒体蛋白的基因缺陷

如丙酮酸脱氢酶复合体缺陷、肉碱棕榈酮转移酶缺陷等。这类疾病一般符合：有孟德尔遗传的家族史；生化方面可检测的特定酶缺陷；如一些呼吸链蛋白亚基是由核基因编码的。

二、线粒体蛋白质转运的缺陷

nDNA 编码的线粒体蛋白质是在胞质内合成转送入线粒体的不同部位。两种基因突变会引起蛋白转运的线粒体疾病，一是前导肽上的突变，将损害指导蛋白转运的信号，使蛋白转运受阻；二是蛋白转运因子的改变，如前导肽受体、抗折叠蛋白酶等。

三、基因组间交流的缺损

有两类疾病的 mtDNA 有质或量上的改变，但它们均呈孟德尔遗传，因此 mtDNA 的改变只是第二次突变。

（一）多重 mtDNA 缺失

表现为 mtDNA 的多重缺失，且呈孟德尔遗传方式，可能 nDNA 上的基因存在缺陷。比较典型的如常染色体显性遗传的慢性进行性外眼肌麻痹。

（二）mtDNA 耗竭

这类患者主要为 mtDNA 完全缺损，也就是 mtDNA 量的异常而不是质的异常。患者往往病情较重，早年夭折。一般认为绝大多数线粒体病是由 mtDNA 突变引起的，但随着对线粒体病分子机制的逐步了解，发现 nDNA 突变引起的线粒体疾病已日益增多。

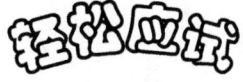

一、选择题

【A 型题】

1. 首例确定的线粒体病是
   A. 帕金森病
   B. 线粒体心肌病
   C. 慢性进行性眼外肌麻痹
   D. Leber 遗传性视神经病
   E. 线粒体脑肌病合并乳酸血症及卒中样发作
2. Leber 遗传性视神经病常见的 DNA 突变是
   A. G3460A
   B. A3243G
   C. G11778A
   D. A11778G
   E. T4160C
3. 肌阵挛性癫痫和粗糙纤维病（MERRF）常见的 DNA 突变是
   A. G3460A
   B. A3243G
   C. G11778A
   D. A8344G
   E. T8356C
4. 线粒体脑肌病合并乳酸血症及卒中样发作

（MELAS）常见的 DNA 突变是
- A. G3460A
- B. A3243G
- C. G11778A
- D. A8344G
- E. T8356C

【B 型题】

（5～8 题共用备选答案）
- A. 线粒体脑肌病合并乳酸症及卒中样发作
- B. 肌阵挛性癫痫和粗糙纤维病
- C. 慢性进行性外眼肌麻痹
- D. Leber 遗传性视神经病
- E. 神经病伴运动性共济失调和视网膜色素变性

5. MELAS 又称
6. MERRF 又称
7. LHON 又称
8. Kearns-Sayre 综合征又称

（9～12 题共用备选答案）
- A. 第 11778 位精氨酸突变成组氨酸
- B. A8344G
- C. A3243G 突变
- D. 大片段缺失
- E. ntDNA 突变

9. MERRF 的病因是
10. MELAS 的分子特征是发生在 $tRNA^{leu(UUR)}$ 基因上的
11. 一般认为 Leber 遗传性视神经病是由于 mtDNA 点突变导致其
12. KSS 患者的线粒体分析表明有 mtDNA 结构的改变，包括

【X 型题】

13. 根据线粒体的代谢功能，线粒体疾病的类型包括
    - A. 底物转运缺陷
    - B. 底物利用缺陷
    - C. Krebs 循环缺陷
    - D. 电子传导缺陷和氧化磷酸化偶联缺陷

14. 根据缺陷的遗传原因，线粒体疾病分为
    - A. 核 DNA（nDNA）缺陷
    - B. mtDNA 缺陷
    - C. nDNA、mtDNA 联合缺陷
    - D. mtRNA 缺陷

二、名词解释

线粒体疾病（mitochondrial disease）

三、问答题

1. 常见的线粒体病有哪几种？它们有什么共同特征？
2. 哪些核基因突变会引起线粒体病？

选择题参考答案

【A 型题】
1. D 2. C 3. D 4. B

【B 型题】
5. A 6. B 7. D 8. C 9. B 10. C 11. A 12. D

【X 型题】
13. ABCD 14. ABC

（吴 丹）

第十三章 染色体病

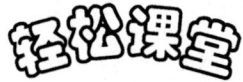

染色体数目或结构异常引起的疾病称为染色体病。

染色体病分为三类：常染色体病、性染色体病和染色体异常的携带者。

染色体病的特点有：

1. 染色体病患者均有先天性多发畸形，包括特殊面容，生长、智力落后或性发育异常，特殊肤纹。

2. 绝大多数染色体病患者呈散发性，即双亲染色体正常，畸变染色体来自双亲生殖细胞或受精卵早期卵裂新发生的染色体畸变，这类患者往往无家族史。

3. 少数染色体结构畸变的患者是由表型正常的双亲遗传而得，其双亲之一为平衡的染色体结构重排携带者，可将畸变的染色体遗传给子代，引起子代的染色体不平衡而致病，这类患者常伴有家族史。

第一节 染色体病发病概况

一、染色体病的发生率

染色体异常常见于自发流产胎儿、高龄孕妇的胎儿、先天畸形或发育异常患者、不育或流产夫妇。

(一) 新生儿染色体异常发生率

- 新生儿染色体异常发生率：4.7‰～8.4‰，平均 0.625%。
- 常见的常染色体数目异常：21 三体、18 三体及 13 三体等。
- 常见的性染色体数目异常：45，X、47，XXX、47，XXY 和 47，XYY 等。

(二) 自发流产胎儿

约有 50% 为染色体异常所致：

- 三倍体和四倍体占 20%（新生儿中极其罕见）。
- 45，X 占 18%～20%（新生儿中仅占 0.6%）。
- 16 三体在流产胎儿中最常见（尚未见于新生儿中）。

(三) 产前诊断胎儿

产前诊断中最常见的染色体异常是三体型，尤其是 21 三体，其发生频率随母亲生育年龄的增加而增加，故在产前诊断中，Down 综合征约占染色体异常的一半。

（四）染色体异常胎儿自发流产后再发风险

- 流产胎儿的核型正常，再流产的胎儿多半核型正常。
- 当母亲有过1例染色体异常的自发流产胎儿后，再发风险增高。

二、染色体分析的临床指征

详细内容见第十七章。

第二节 常染色体病

常染色体病（autosomal disease）是由常染色体数目或结构异常引起的疾病。常染色体病约占染色体病的2/3，包括三体综合征、单体综合征、部分三体综合征、部分单体综合征和嵌合体等。患者一般有较严重或明显的先天性多发畸形、智力和生长发育落后，常伴特殊肤纹，即所谓的"三联征"。

一、Down综合征

（一）Down综合征的发生率

- 新生儿的Down综合征发生率为1/1000~2/1000。
- 发生率随母亲生育年龄的增高而增高，当母亲年龄大于35岁时，发生率明显增高。
- 父亲的年龄也与本病发病率有关，当父亲年龄超过39岁时，出生患儿的风险将会增高。

（二）Down综合征的表型特征

Down综合征患者主要表现为智力低下、发育迟缓和特殊面容（表13-1）。

表13-1 Down综合征的临床特征

特征	频率（%）	特征	频率（%）
斜眼裂	82	颈部皮肤松弛	81
腭窄	76	身材矮小	75
多动	73	鼻梁扁平	68
第1、2趾间距宽	68	手短而宽	64
颈短	61	齿畸形	61
内眦赘皮	59	第5指短	58
张口	58	第5指内弯	57
Brushfield斑	56	舌有沟	55
通贯掌	53	耳郭畸形	50
舌外伸	47		

（三）Down综合征的遗传分型

根据患者的核型组成不同，可将Down综合征分为三种类型。

- 游离型：21三体型即标准型。约占全部患者的92.5%。核型为47，XX（XY），+21。
- 易位型：约占5%，增加的一条21号染色体并不独立存在，而是与D组或G组的一条染色体发生罗伯逊易位。最常见的是D/G易位，如核型为46，XX（XY），−14，+t（14；21）（q10；q10），其次为G/G易位，如核型为46，XX（XY），−21，+t（21；21）（q10；q10）。
- 嵌合型：此型较少见，约占2%。如核型为47，XX（XY），+21/46，XX（XY）。

(四) Down综合征发生的分子机制

1. 21号染色体的分子解剖学 21号染色体是人类染色体中最小的一条，由$51×10^6$ bp组成，约长46 cM，包含600~1000个基因，占整个人类基因组的1.7%。

2. 21号染色体上与DS表型相关的基因

(1) D21S55 表达13种特征：智力障碍、身材矮小、肌张力下降、关节松弛和9种面貌特征：鼻梁扁平、舌外伸、腭弓高、窄腭、耳郭畸形、手掌宽且短、第5指短且弯、足第1、2趾间距宽。

(2) D21S55-MX1 表达6种外貌特征：眼裂斜、内眦赘皮、Brushfield斑-虹膜周围小白斑、通贯手、指纹尺箕和小鱼际肌无侧环。

(五) Down综合征的诊断、治疗及预防

1. Down综合征的诊断 主要通过临床筛查、染色体检查、血液学改变、酶的改变等进行诊断（详见第十七章）。

2. Down综合征的治疗 目前对促进智能发育可试用γ-氨酪酸、谷氨酸、维生素B_6、叶酸等，对促进小儿精神活动、提高智商可能有一些作用。对先天性心脏病，可采用抗生素和心脏外科手术治疗以延长患者的寿命。

3. Down综合征的预防及遗传咨询

(1) 预防

- 高龄孕妇（大于35岁）：胎儿应作产前诊断。
- 年龄在30岁以下，且生过21三体患儿及一级亲属中有Down综合征患者或有平衡易位携带者的妇女，应作染色体检查。
- 育龄妇女妊娠前后应避免接受大剂量射线照射，不随便服用化学药物，预防病毒感染。

(2) 遗传咨询

- 高龄孕妇：做"三联筛查"，再结合孕妇年龄，计算出危险度，以决定是否行产前诊断。
- 对于各种平衡易位型携带者，其遗传后果也不完全相同。根据不同的类型估计其风险率，指导生育。

二、18三体综合征

(一) 18三体综合征的临床特征

- 新生儿发病率：1/8000~1/3500。
- 临床特点：
  - 宫内生长迟缓，小胎盘及单一脐动脉，胎动少，羊水过多，95%胎儿流产。
  - 出生时体重低，平均仅2243 g，发育如早产儿，吸吮差，反应弱。
  - 严重畸形，出生后不久死亡，出生后1/3在1个月内死亡，50%在2个月内死亡，90%以上1岁内死亡，只有极个别患儿活到儿童期。

（二）核型与遗传学

- 47，+18：80%，发生与母亲年龄增大有关。
- 嵌合型：10%，即 46/47，+18。
- 其余为各种易位，主要是 18 号与 D 组染色体易位。

三、13 三体综合征

（一）13 三体综合征的临床特征

新生儿中的发病率约为 1/25 000，女性明显多于男性。发病率与母亲年龄增大有关。99%以上的胎儿流产，出生后 45% 的患儿在 1 个月内死亡，90% 在 6 个月内死亡。

（二）核型与遗传学

- 80%的病例为游离型 13 三体，即 47，XX（XY），+13。
- 其次为易位型，从 13q14q 为多见。
- 少数病例为嵌合型，即 46，XX（XY），/47，XX（XY），+13。

四、5p-综合征

因患儿具特有的猫叫样哭声，故又称为猫叫综合征。

（一）5p-综合征的临床特征

群体发病率为 1/50 000。患儿在婴幼儿期的哭声似小猫的"咪咪"声，研究认为是喉部畸形、松弛、软弱所引起，但也有认为是中枢神经系统器官性或功能性病变引起呼气时喉部漏气所致。

（二）核型与遗传学

患者 5 号染色体短臂缺失，缺失片段为 5p15。核型多为 46，XX(XY)，del(5)(p15)。

五、微小缺失综合征

微小缺失综合征是由于染色体上一些小带的缺失所引起的疾病的总称，缺失可通过高分辨染色体分析或 FISH 检测确定。

常见的微小缺失综合征有：Prader-Willi 综合征、Angelman 综合征、Wilms 瘤、Langer-Giedion 综合征、Beckwith-Wiedemann 综合征、Miller-Dieker 综合征、Alagille 综合征、Di-George 综合征等。

第三节 性染色体病

性染色体病指性染色体 X 或 Y 发生数目或结构异常所引起的疾病。性染色体病约占染色体病的 1/3，总发病率为 1/500。

一、Klinefelter 综合征

1. 发生率
- 在男性新生儿中占 1/1000～2/1000。

- 在身高 180 cm 以上的男性中占 1/260。
- 在精神病患者中占 1/100。
- 在不育的男性中占 1/10。

2. 临床表现　患者四肢修长、身材高、第二性征不明显；睾丸精曲小管呈玻璃样变性，无精子。X 染色体数目越多，性征和智力发育障碍越严重。

3. 核型与遗传学
- 80%～90% 的病例为：47，XXY。
- 10%～15% 为嵌合型：46，XY/47，XXY、46，XY/48，XXXY。
- 少数为：48，XXXY、49，XXXXY、48，XXYY。

二、XYY 综合征

- 在男性中的发生率：1/900。
- 核型：47，XYY。
- 临床特征：身材高大，常超过 180 cm，偶尔可见尿道下裂、隐睾、睾丸发育不全、生精过程障碍和生育力下降。大多数男性可以生育。

三、多 X 综合征

- 发生率：在新生女婴中为 1/1000。
- 核型：多数为 47，XXX；少数为 46，XX/47，XXX；极少数为 48，XXXX、49，XXXXX。
- 临床特征
  - X 三体女性约 70% 病例的青春期第二性征发育正常，有生育能力。
  - 30% 卵巢功能低下，原发或继发闭经，乳房发育不良。
  - 1/3 的患者可伴先天畸形，部分有精神缺陷。
  - 2/3 的患者智力稍低。X 染色体越多，智力发育越迟缓。

四、Turner 综合征

Turner 综合征也称为先天性卵巢发育不全综合征，又称为 45，X 或 45，X 综合征。

- 发生率：在新生女婴中约为 1/5000，但在自发流产胎儿中可高达 18%～20%。
- 临床表现：身材矮小、肘外翻。新生儿期脚背有淋巴样肿；后发际低，约 50% 有蹼颈，乳间距宽，性腺为纤维条索状，无滤泡，子宫、外生殖器及乳房幼稚型。约 1/2 的患者有主动脉狭窄和马蹄肾等畸形。智力可正常，但低于同胞，或轻度障碍。
- 核型和遗传学
  - 55% 病例为 45，X。
  - 嵌合型：如 45，X/46，XX。
  - 结构异常核型：如 46，X，i（Xq）。

五、两性畸性

（一）真两性畸形

临床表现：患者既有睾丸又有卵巢，内外生殖器间性，第二性征发育异常。

核型：约 57% 为 46，XX；12% 为 46，XY；5% 为 46，XX/46，XY。

(二) 假两性畸形

1. 女性假两性畸形
- 核型为 46，XX。
- 临床特征：性腺为卵巢，内外生殖器呈间性，第二性征发育有男性化倾向。

2. 男性假两性畸形
- 核型为 46，XY。
- 临床特征：性腺为睾丸，内外生殖器呈间性，第二性征异常。部分有女性化表型。

第四节　染色体异常携带者

一、易位携带者

(一) 相互易位携带者

1. 非同源染色体相互易位　在配子形成过程中，与同源染色体相互配对，将形成相互易位型的四射体，经过分离与交换，理论上将形成 18 种类型的配子。与正常配子结合后可形成 18 种类型的合子，其中一种正常，一种为平衡易位携带者，其余 16 种均不正常。

2. 同源染色体间的相互易位　在配子形成的减数分裂中，同源染色体间的相互易位可形成易位圈，经过在易位圈中的奇数互换，可形成 4 种类型的配子，其中 3 种具有部分重复和缺失的染色体，一种为正常配子，即可形成正常的后代。

(二) 罗氏易位携带者

1. 同源罗氏易位　如果夫妇中一方为同源染色体之间的罗氏易位携带者，在配子形成中仅能产生两种类型的配子，其与正常配子相结合，形成三体型和单体型的合子。

2. 非同源罗氏易位　夫妇中一方为非同源罗氏易位携带者时，其配子在形成过程中，根据染色体的同源节段相互配对的规律，一条易位的染色体和两条未易位的染色体配对，即三条染色体配对形成三价体，三价体不同的分离形式可形成 6 种不同的配子，受精后则形成 6 种合子，其中只有一种可发育为正常个体，一种为与亲代类似的携带者，其余 4 种均为染色体异常患者或流产胚胎。

二、倒位携带者

(一) 臂间倒位携带者

臂间倒位染色体在第一次减数分裂中将形成特有的倒位圈，经过在倒位圈内的奇数互换，理论上将形成 4 种不同的配子，一种具有正常染色体，一种具有倒位染色体，其余两种均带有部分重复和缺失的染色体。

(二) 臂内倒位携带者

根据在配子形成中同源染色体的同源节段相互配对的规律，在第一次减数分裂中期将形成特有的倒位圈。倒位圈内发生的奇数互换，将形成 4 种不同的配子，一种含有正常染色体，一种含有倒位染色体，其余 2 种分别含有部分重复和缺失的无着丝粒片段或双着丝粒染色体。

第十三章 染色体病

轻松应试

一、选择题

【A 型题】

1. 21/21 罗伯逊易位携带者与正常人婚配，婚后生育一男孩，该男孩患先天愚型的风险是
   A. 1/3
   B. 1/2
   C. 1
   D. 1/4
   E. 3/4

2. 下列几种疾病中应进行染色体检查的是
   A. 先天性卵巢发育不全综合征
   B. 苯丙酮尿症
   C. 白化病
   D. 地中海贫血
   E. 先天性聋哑

3. 倒位染色体携带者在临床上可表现出
   A. 习惯性流产
   B. 满月脸、猫叫样哭声
   C. 表型男性、乳房发育、小阴茎、隐睾
   D. 身材高大、性格暴躁、常有攻击性行为
   E. 两性畸形

4. Klinefelter 综合征的临床表现为
   A. 习惯性流产
   B. 满月脸、猫叫样哭声
   C. 表型男性、乳房发育、小阴茎、隐睾
   D. 身材高大、性格暴躁、常有攻击性行为
   E. 两性畸形

5. 下列核型中，属于易位型先天愚型患者的核型为
   A. 47,XX(XY),+21
   B. 47,XX(XY),+t(14;21)(q10;q10)
   C. 46,XX(XY),−14,+t(14;21)(q10;q10)
   D. 46,XX(XY)/47,XX(XY),+21
   E. 46,XX(XY),−21,+i(21q)

6. 嵌合型先天愚型患者的核型为
   A. 47,XX(XY),+21
   B. 46,XX(XY),−14,+t(14q21q)
   C. 46,XX(XY),−21,+i(21q)
   D. 46,XX(XY)/47,XX(XY),+21
   E. 46,XX(XY),−22,+t(21q22q)

7. 80% 先天性睾丸发育不全综合征患者的核型为
   A. 45,X
   B. 47,XXY
   C. 48,XXXY
   D. 46,XY
   E. 46,XY/47,XXY

8. 大部分先天性卵巢发育不全综合征患者的核型为
   A. 47,XXX
   B. 46,XX/47,XXX
   C. 45,X
   D. 45,XY/46,XX
   E. 48,XXXX

9. 下列哪种染色体病具有严重智力低下的症状
   A. Down 综合征
   B. Klinefelter 综合征
   C. XYY 综合征
   D. XXX 综合征
   E. Turner 综合征

10. 具有下列哪种核型的人有可能出现习惯性流产
    A. 46,XX,inv(2)(p21q31)
    B. 46,XX,del(2)(p21)
    C. 46,XX/47,XX
    D. 46,XX,dup(1)(p31p35)
    E. 46,X,i(Xq)

11. 14/21 罗伯逊易位携带者与正常人婚配，婚后生育一男孩，该男孩患先天愚型的风

险是

A. 1/3

B. 1/2

C. 1

D. 1/4

E. 3/4

12. 猫叫综合征患者的主要核型为

A. 46,XY,r(5)(p14)

B. 46,XY,ins(5)(p15)

C. 46,XY,t(5;8)(p14;p15)

D. 46,XY,del(5)(p15)

E. 46,XY,dup(5)(p14)

13. Edward 综合征患者的主要核型为

A. 47，XXX

B. 46，XX/47，XXX

C. 45，X

D. 47，XX（XY），+18

E. 47，XX（XY），+13

14. D 组或 G 组染色体与 21 号染色体通过着丝粒融合而形成的易位称为

A. 单方易位

B. 复杂易位

C. 平衡易位

D. 不平衡易位

E. 罗伯逊易位

15. 下列疾病中属于微小缺失综合征的是

A. Bloom 综合征

B. Fanconi 贫血

C. 着色性干皮病

D. Angelman 综合征

E. 地中海贫血

16. 某个体的体内既有男性性腺，又有女性性腺，则为

A. 性腺发育不全男性患者

B. 性腺发育不全女性患者

C. 两性畸形患者

D. 假两性畸形患者

E. 性激素异常患者

17. 一位智力低下男性患者，有性情孤僻、大睾丸、大耳、长型面容、前额和下颚前突等临床特征，染色体检查在 Xq27.3 处呈现细丝样连接，该男性可能是

A. 睾丸发育不全综合征患者

B. 卵巢发育不全综合征患者

C. 脆性 X 染色体综合征患者

D. 假两性畸形患者

E. 真两性畸形患者

18. 倒位染色体携带者在配子形成过程中，由于同源染色体联会配对而形成

A. 环状染色体

B. 染色体不分离

C. 等臂染色体

D. 倒位环

E. 四射体

19. 平衡易位染色体携带者在配子形成过程中，由于同源染色体联会配对而形成

A. 环状染色体

B. 染色体不分离

C. 等臂染色体

D. 倒位环

E. 四射体

20. 某女性的体细胞核内 X 小体的数目为 2，该女性的染色体核型为

A. 46，XX

B. 47，XXX

C. 48，XXXX

D. 47，XXY

E. 48，XXXY

【B 型题】

(21～25 题共用备选答案)

A. 满月脸、猫叫样哭声

B. 表型女性、智力正常、身材矮小、肘外翻、乳房发育差、乳间距宽、颈蹼

C. 表性男性、乳房发育、小阴茎、隐睾

D. 智力低下、眼间距宽、低鼻梁、通贯掌、趾间距宽

E. 智力低下、长脸、大耳、下颌大且前倾、大睾丸

21. 21 三体综合征的临床表现有

22. Turner 综合征的临床表现有

23. Klinefelter 综合征的临床表现有

24. 脆性X染色体综合征的临床表现有
25. 猫叫综合征的临床表现有

(26～29题共用备选答案)

   A. 47,XX(XY),+21
   B. 45,XX(XY),−14,−21,+t(14;21)(q10;q10)
   C. 46,XX(XY),−21,+i(21q)
   D. 46,XX(XY)/47,XX(XY),+21
   E. 46,XX(XY),−14,+t(14;21)(q10;q10)

26. 游离型21三体综合征的核型是
27. 易位型21三体综合征的核型是
28. 嵌合型21三体综合征的核型是
29. 14/21平衡易位携带者的核型是

(30～33题共用备选答案)

   A. 智力低下伴头皮缺损、多指、严重唇裂、腭裂
   B. 智力低下伴肌张力亢进、特殊握拳姿态、摇椅形足
   C. 身材高大、性格暴躁、常有攻击性行为
   D. 表型正常、生育时表现为习惯性流产
   E. 智力低下、长脸、大耳、下颌大且前倾、大睾丸

30. XYY综合征的临床表现为
31. 13三体综合征的临床表现为
32. 18三体综合征的临床表现为
33. 平衡易位携带者的临床表现为

(34～35题共用备选答案)

   A. 1/4
   B. 1/3
   C. 1/2
   D. 1
   E. 2

34. 14/21平衡易位携带者与正常人婚配，产下21三体综合征的风险是
35. 21/21平衡易位携带者与正常人婚配，产下21三体综合征的风险是

【X型题】

36. 具有下列哪种核型的先天愚型患者的发病可能与母亲的年龄相关
   A. 47,XX(XY),+21
   B. 46,XX(XY),−14,+t(14q21q)
   C. 46,XX(XY),−21,+i(21q)
   D. 46,XX(XY)/47,XX(XY),+21

37. 下列核型中，属于先天愚型患者的核型为
   A. 47,XX(XY),+21
   B. 46,XX(XY),−14,+t(14q21q)
   C. 45,XX(XY),−14,−21,+t(14q21q)
   D. 46,XX(XY)/47,XX(XY),+21

38. Down综合征的遗传学类型有
   A. 游离型
   B. 缺失型
   C. 嵌合型
   D. 易位型

39. 以下属于染色体微缺失综合征的疾病是
   A. Bloom综合征
   B. Prader-Willi综合征
   C. Di-George综合征
   D. Angelman综合征

40. 下列疾病中属于性染色体病的是
   A. Klinefelter综合征
   B. Prader-Willi综合征
   C. Angelman综合征
   D. Turner综合征

41. 下列属于常染色体病的是
   A. Klinefelter综合征
   B. Edward综合征
   C. Angelman综合征
   D. Down综合征

42. 下列几种核型的个体中，可能导致习惯性流产的是
   A. 46,XX,del(2)(p21)
   B. 46,XX,+t(4;6)(q35;q21)
   C. 46,XX,inv(2)(p21q31)
   D. 46,XX(XY)/47,XX(XY),+21

43. 下列疾病中属于染色体正常的性发育异常患者是
   A. Klinefelter综合征
   B. XX男性综合征
   C. 真两性畸形
   D. 假两性畸形

44. 在21号染色体上与智力发育迟缓相关的

基因是
    A. *DSCAM*
    B. *ADNP*
    C. *DSCR*
    D. *COL6A1/2*

45. 下列染色体病中，具有严重智力低下症状的是
    A. Down 综合征
    B. Klinefelter 综合征
    C. 脆性 X 染色体综合征
    D. Turner 综合征

二、名词解释

1. 染色体病（chromosomal disorder）
2. 猫叫综合征（cri du chat syndrome）
3. 微小缺失综合征（microdeletion syndrome）
4. 平衡易位携带者（balanced translocation carrier）
5. 性染色体病（sex chromosomal disorder）

三、问答题

1. 简述 21 三体综合征的主要的临床表现及患者可能的核型。
2. 简述先天性卵巢发育不全综合征的核型及主要临床表现。
3. 猫叫综合征有哪些临床表现？简述其染色体异常的类型及可能的核型。
4. 何谓脆性 X 染色体综合征？简述其主要临床表现。
5. 简述染色体平衡易位携带者的临床表现及其发生的原因。

选择题参考答案

【A 型题】
1. C 2. A 3. A 4. C 5. C 6. D 7. B 8. C 9. A 10. A 11. A 12. D 13. D
14. E 15. D 16. C 17. C 18. D 19. E 20. B

【B 型题】
21. D 22. B 23. C 24. E 25. A 26. A 27. E 28. D 29. B 30. C 31. A 32. B
33. D 34. B 35. D

【X 型题】
36. AD 37. ABD 38. ACD 39. BCD 40. AD 41. BD 42. BC 43. CD 44. ABC
45. AC

（吴白燕）

第十四章 免疫缺陷

轻松课堂

第一节 红细胞抗原遗传与新生儿溶血症

一、红细胞抗原的遗传系统

迄今为止,在人类中已经发现了 23 个红细胞抗原系统。这些抗原由一个或数个紧密连锁基因位点所编码。与临床关系最紧密的红细胞血型系统是 ABO 和 Rh 系统。

(一) ABO 血型系统

ABO 抗原物质由三组基因(I^A-I^B-i、H-h 和 Se-se)所编码。I^A 基因的编码产物 N-乙酰半乳糖胺转移酶将 N-乙酰半乳糖胺转移到 H 抗原上形成 A 抗原;I^B 基因的编码产物 D-半乳糖转移酶将 D-半乳糖转移到 H 抗原上形成 B 抗原。I^A、I^B 均为显性基因,而 i 基因则为隐性基因(无编码产物)。I^A/I^B 基因型的个体表现出共显性,形成 AB 型血型。i/i 基因型的个体既无 A 抗原,也无 B 抗原,形成 O 型血型。I^A/I^A 和 I^A/i 形成 A 型血型;I^B/I^B 和 I^B/i 形成 B 型血型。

H 基因的编码产物为 L-岩藻糖转移酶,该酶的作用是将 L-岩藻糖转移到前体物质(precursor substances,PS)上形成 H 抗原(图 14-1)。

孟买型(Bombay phenotype)为特殊的 O 型,用 Oh 表示。该个体 H 基因突变,不能产生 H 抗原。尽管这样的个体可能含有 I^A 和(或)I^B 基因,但不能产生 A 和(或)B 抗原,但其 I^A 和(或)I^B 基因可以遗传给下一代。

常规 ABO 血型的检测主要应用血清学方法。

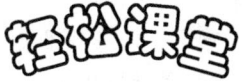

图 14-1 ABO 血型系统抗原合成途径示意图

(二) Rh 血型系统

Rh 阳性者红细胞表面含有 Rh 抗原,Rh 阴性者红细胞表面不含有 Rh 抗原,但体内也不含 Rh 天然抗体。Rh 阴性个体经 Rh 阳性红细胞致敏后可产生抗体。我国 Rh 阴性者比例不到 1%。

二、新生儿溶血症

新生儿溶血症（hemolytic disease of the newborn）或称胎儿有核细胞增多症（erythroblastosis fetalis），系由胎母红细胞抗原不相容所致。进入母体的胎儿细胞有可能作为异物引起免疫应答反应，使母体产生免疫性不完全抗体 IgG，并通过胎盘屏障进入胎儿循环，对胎儿红细胞大量破坏，引起胎儿或新生儿的免疫性溶血。

在所有红细胞血型系统中，ABO 血型不合所导致的新生儿溶血症最为常见，约占 85%；其次为 Rh 血型系统，约占 14.5%，其他血型系统则极少。

（一）ABO 血型不相容溶血症

理论上，任何母婴 ABO 血型不和均可引起溶血，但实际上，O 型母亲所生的 A 型婴儿易发生，B 型婴儿次之。由于 O 型母亲具有 IgG 型抗 A 和抗 B 抗体更多，能够通过胎盘屏障进入胎儿体内。之所以好发于 A 型婴儿是由于 A 抗原的抗原性大于 B 抗原。

（二）Rh 血型不相容溶血症

Rh 溶血病好发于母亲是 Rh 阴性而新生儿是 Rh 阳性的新生儿中，由于我国 Rh 阴性个体很少，所以发病比例并不高，但病症较 ABO 新生儿溶血重。Rh 溶血病很少发生于第一胎，因为母体产生的抗体少，不至于引起胎儿或新生儿溶血。在第一次分娩时，由于胎盘损伤、渗血，使一定数量的胎儿细胞进入母体，使其致敏。当再次妊娠时，发生"再次免疫"，生成易穿透胎盘的 IgG 型抗体，造成胎儿溶血。如果母亲由于妊娠前接触过 Rh 阳性血液，已经致敏，第一胎胎儿就有可能发生溶血。

Rh 溶血病的病症较重，常导致宫内死胎或新生儿黄疸。主要预防措施是在第一胎出生后 72 h 内给予母亲抗 D 血清制剂注射，以破坏母体内的胎儿细胞，再次妊娠到 29 周时，再次注射抗 D 血清制剂，可有效地防止 Rh 溶血病。

第二节 HLA 系统与医学

人类白细胞抗原又称为主要组织相容性抗原（MHA），又称白细胞抗原。这类抗原对排斥应答起着决定性作用。编码这类抗原的基因群称为主要组织相容性复合体（major histocompatibility complex，MHC），在人类称为 HLA 复合体，或称 HLA 系统。HLA 复合体是人类中最复杂、最富有多态性的遗传系统。

一、HLA 系统的结构和组成

HLA 系统共分三个基因区：Ⅰ类、Ⅱ类和Ⅲ类。

（一）HLA-Ⅰ类基因区

HLA-Ⅰ类基因区由 4 个部分组成：经典基因、非经典基因、假基因和 MIC 基因。它们相互交织排列在该区中。

1. 经典基因 由 *HLA-A*、*HLA-B* 和 *HLA-C* 组成，是三个发现最早的基因位点。它们均编码抗原分子的重链（α链）。

2. 非经典基因 由 *HLA-E*、*HLA-F* 和 *HLA-G* 组成。

3. 假基因 由 *HLA-L*、*HLA-H*、*HLA-J* 和 *HLA-X* 组成。这些基因均因突变而无表达

产物。

4. MIC 基因（MHC class Ⅰ chain-related，MIC） 由 MIC-A、MIC-B、MIC-C、MIC-D 和 MIC-E 组成。MIC-A 与 MIC-B 为功能基因，其他为假基因。

（二）HLA-Ⅱ类基因区

HLA-Ⅱ类基因区由 HLA-Ⅱ类经典基因（DR 区；DQ 区和 DP 区）和 HLA-Ⅱ类非经典基因组成。

（三）HLA-Ⅲ类基因区

HLA-Ⅲ类基因区由多种类型的基因组成，是人类基因组中基因密度最大的区域。

二、HLA 与疾病的关联

HLA 系统是第一个被发现与疾病有明确关联的遗传系统。现已发现有 60 多种疾病与 HLA 系统有关联，表 14-1 列举了一些与 HLA 有关联的疾病。

表 14-1 HLA 与某些疾病的关联

疾　病	HLA 分子	患者频率（%）	对照频率（%）	相对风险率（%）
强直性脊椎炎（ankylosing spondylitis，AS）	B27	>95	9	>150
Reiter 病	B27	>85	9	>40
急性前葡萄膜炎（acute anterior uveitits）	B27	68	9	>20
亚急性甲状腺炎（subacute thyroiditis）	B35	70	14	14
银屑病（psoriaisis vulgaris）	CW6	87	33	7
发作性睡眠（narcolepsy）	DQ6	>95	33	>38
突眼性甲状腺肿（grave's disease）	DR3	65	27	4
重症肌无力（myasthenia gravis）	DR3	50	27	2
Addison 病	DR3	69	27	5
类风湿关节炎（rheumatoid arthritis）	DR4	81	33	9
乳糜泻（celiac disease）	DQ2	99	28	>250
多发性硬化（multiple sclerosis）	DR2，DQ6	86	33	12
1 型糖尿病（type1 DM）	DQ8	81	23	14
	DQ6	<1	33	0.02

三、HLA 抗原与器官移植

在器官移植的排斥反应中，HLA 系统起着最重要的作用，其次红细胞血型也发挥了重要作用。供体必须进行严格的组织配型，使受体和供体之间的 HLA 尽可能地相近，最大限度地减少排斥反应。

处于同一条染色体上连锁基因群称为单倍型（haplotype）。子代总是得到一条父亲的单倍型和一条母亲的单倍型，亲子之间 HLA 半相同。同胞之间存在三种情况：完全相同、半相同和完全不同（图 14-2）。对于血缘关系的供体只需检测到数个位点的基因相同，即可认定单倍型相同。这一点与非血缘关系的供体不同。

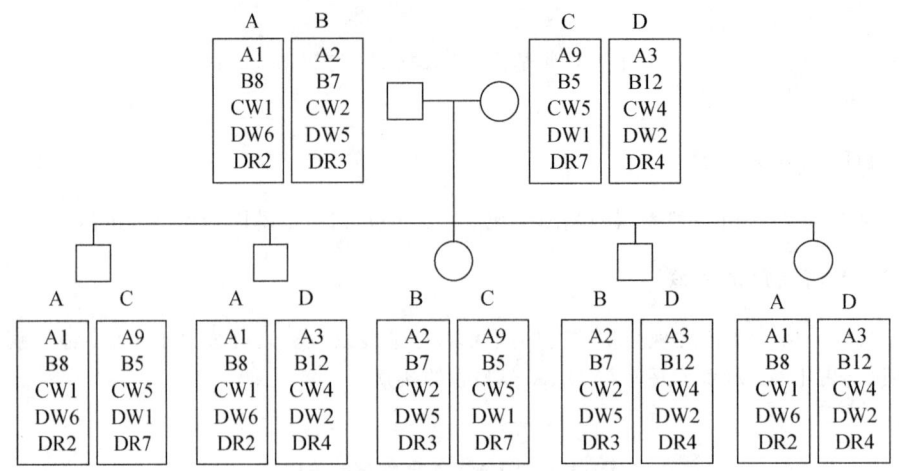

图 14-2　HLA 单倍型遗传示意图

进行器官移植配型时，ABO 血型相容也是首要条件，其配型的原理和方法与输血相同。

四、HLA 的 DNA 分型

DNA 分型即利用 DNA 检测技术，确定 HLA 基因不同结构，以达到 HLA 抗原分型的目的。能够检测 DNA 分子结构差异的技术都可以用于 HLA 分型。有血清学检测法、特异引物聚合酶链反应（PCR-SSP）、寡核苷酸探针杂交等。

用分子生物学方法分析表明有些供受者血清学匹配只是表型的匹配，基因型是不匹配的。有些供受者等位基因不同，即使其产物（表型）仅一个末端氨基酸之差就可发生排斥反应，而此时血清学方法是无法识别的。

第三节　遗传性免疫缺陷病

由于遗传因素导致的免疫缺陷称为遗传性免疫缺陷病。主要有以下类型：
1. 细胞免疫缺陷，如遗传性胸腺发育不全而导致 T 细胞缺陷。
2. B 细胞缺陷，导致免疫球蛋白异常而造成体液免疫缺陷。
3. 颗粒白细胞（如吞噬白细胞）缺陷而引起的综合征。
4. 补体缺陷。

一、遗传性无丙种球蛋白血症

该病的特征是血循环中缺乏 B 细胞和 γ 球蛋白，较常见于男性新生儿，出生 6 个月后出现反复感染，包括肺炎、脑膜炎、败血症等。本病表现为 X 连锁隐性遗传，致病基因编码的蛋白为酪氨酸蛋白激酶。本病原因是由于 B 细胞成熟受阻，体内 Ig 水平极低。由于出生时新生儿体内存留有母亲的 Ig，所以暂时不表现病症，到 6 个月时开始出现病症。该病可以通过定期注射丙种球蛋白进行治疗。

二、严重联合免疫缺陷病

严重联合免疫缺陷病（severe combined immunodeficiency，SCID）是 T 细胞和 B 细胞均缺乏或功能缺陷所导致的一类疾病。可分为 4 种：①X 连锁隐性遗传 SCID；②常染色体隐性遗传 SCID；③MHC 表达缺陷；④其他类型的 SCID。

三、补体缺陷

补体缺陷使机体对病原体的易感性增高。该病大多表现出常染色体隐性遗传，少数为常染色体显性遗传或 X 连锁遗传。

第四节 遗传性自身免疫病

自身免疫性疾病（autoimmune disease，AID）是由于正常免疫耐受功能受损导致免疫细胞及其成分对自身组织结构和功能的破坏，并出现一定临床表现的一类疾病。

一、自身免疫病的分类

自身免疫病的分类可按自身抗原分布分为全身性和局限性两类；或按病程分为急性和慢性两类（表 14-2）。

表 14-2 自身免疫病的分类举例

	器官特异性	非器官特异性
急性	特发性血小板减少性紫癜 自身免疫性溶血性贫血	EB 病毒感染后出现的多种自身抗体
慢性	重症肌无力 甲状腺炎	类风湿关节炎 系统性红斑狼疮

二、自身免疫病的遗传基础

自身免疫性疾病与某些基因是有关联的，包括 HLA 及非 HLA 基因。如强直性脊柱炎与 HLA B27 的相关性几乎达 100%；自身免疫性甲状腺疾病患者的甲状腺上皮细胞、1 型糖尿病患者的胰岛 β 细胞上都有 HLA-Ⅱ类抗原的表达。在非 HLA 中，除凋亡基因及与凋亡相关的 Bcl 基因外，其他基因与自身免疫性疾病的发生有一定关系。自身免疫病常有家族遗传倾向性。

三、几种常见的自身免疫病

1. 系统性红斑狼疮（SLE）
2. 重症肌无力
3. 类风湿关节炎

四、自身免疫病的诊疗原则

自身免疫病的诊断要求符合以下几条标准：①体温条件下具有自身抗体，或细胞介导免疫的证据；②能够分离纯化器官特异性抗原；③在实验动物中产生针对该抗原的自身抗体；④在自身致敏动物中产生相似的病理损伤。

自身免疫病的治疗目前主要集中在以下几个方面。

(一) 非特异性免疫治疗

只能作为急性发作期的治疗选择。例如使用抗 IL-2 受体抗体，清除表达 IL-2 受体的 T 细胞等。

(二) MHC 阻断

自身免疫病的一个突出特点是患者某些 HLA-Ⅱ类等位基因出现频率增高。这种疾病相关 HLA-Ⅱ类分子可能与自身抗原结合并提呈至 T 细胞，从而诱导和维持自身免疫病。因此使用的阻断剂阻断疾病相关 HLA-Ⅱ类分子的抗原提呈活性可干扰疾病发生。

(三) T 细胞疫苗

经照射、固定、高压等简单处理后，介导自身免疫病的自身攻击性 T 细胞系也能产生特异性抵抗力，保留了免疫原性。

(四) 诱导自身抗原特异性耐受或抑制

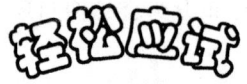

一、选择题

【A 型题】

1. 决定个体为分泌型 ABO 抗原者的基因型是
   A. i/i
   B. I^B/I^B
   C. Se/se
   D. se/se
   E. I^A/I^B

2. Rh 血型特点是
   A. 具有天然抗体
   B. 无天然抗体
   C. 具有 8 种抗体
   D. 具有 3 种抗体
   E. 由 3 个基因编码

3. A 基因和 B 基因编码的酶分别是
   A. L-岩藻糖转移酶和 D-半乳糖转移酶
   B. N-乙酰半乳糖胺转移酶和 L-岩藻糖转移酶
   C. N-乙酰半乳糖胺转移酶和 D-半乳糖转移酶
   D. N-乙酰葡萄糖胺转移酶和 D-半乳糖转移酶
   E. N-乙酰葡萄糖胺转移酶和 L-岩藻糖转移酶

4. 孟买型个体产生所缺乏的基因是
   A. A
   B. B
   C. O
   D. H
   E. Se

5. Rh 血型系统的主要抗原是
   A. D 抗原
   B. E 抗原
   C. C 抗原
   D. c 抗原
   E. e 抗原

6. Rh 阳性个体必须具有的基因是
   A. RHD
   B. RHCE
   C. RHD 和 RHCE

D. H

E. *RHD* 和 *RHce*

7. Rh 溶血症很少发生于第一胎的原因是
   A. Rh 阳性胎儿的血细胞不能进入母体内
   B. 母体初次致敏，产生的抗体效价较低，并且基本上是 IgM 型抗体
   C. 母体具有足量的抗体，但不能进入胎儿体内
   D. 胎儿组织能够吸收母体的抗体
   E. 母体不具有足量的抗体，不能进入胎儿体内

8. 有一男婴，出生 6 个月后开始出现反复感染（包括肺炎、支气管炎、脑膜炎、败血症等）症状，血液中酪氨酸蛋白激酶和免疫球蛋白缺乏，该病多见于男性婴幼儿，称为
   A. 伴有酶缺陷的 SCID
   B. 慢性肉芽肿病
   C. X 连锁隐性遗传 SCID
   D. X 连锁无丙种球蛋白血症
   E. 从性遗传 SCID

9. ABO 血型抗原和 Rh 血型抗原都遵循的遗传方式是
   A. 显性
   B. 隐性
   C. 不完全显性
   D. 共显性
   E. 从性显性

10. 在已发现的 5 种 Rh 血型抗原中，**不包括**下列哪种抗原
    A. D 抗原
    B. d 抗原
    C. E 抗原
    D. C 抗原
    E. e 抗原和 c 抗原

11. 在 HLA 复合体中，最具多态性的一组基因是
    A. 经典的 HLA-Ⅰ类基因
    B. 非经典的 HLA-Ⅰ类基因
    C. HLA-Ⅱ类基因
    D. HLA-Ⅲ类基因
    E. 以上都不是

12. 父子之间 HLA 完全相同的可能性是
    A. 0
    B. 1/4
    C. 1/2
    D. 3/4
    E. 1

13. 在同一条染色体上 HLA 各基因座等位基因紧密连锁，完整传递，这种组成称为
    A. 单倍体
    B. 单倍型
    C. 单体型
    D. 单一型
    E. 单位点

14. 与 DNA 分型方法相比，血清学检测进行 HLA 分型的缺陷之一是
    A. 不可靠
    B. 周期长
    C. 价格高
    D. 取材困难
    E. 亚型分辨困难

15. 编码抗体重链和轻链可变区的基因差别在于
    A. 轻链没有 *L* 基因
    B. 轻链没有 *V* 基因
    C. 轻链没有 *D* 基因
    D. 轻链没有 *J* 基因
    E. 轻链没有 *C* 基因

【B 型题】

(16～17 题共用备选答案)
A. 胎儿或新生儿发生溶血性贫血时，血液中未成熟的有核红细胞和网织红细胞显著增多
B. 胎儿来自父源的血型抗原恰好是母体所缺乏的
C. 胎儿或新生儿发生溶血性贫血时，外周血红细胞、未成熟的有核红细胞和网织红细胞均显著增多
D. 胎儿来自父源的血型抗原恰好和母体

是一致的

E. 胎儿来自母源的血型抗原恰好和父亲是一致的

16. 胎儿与母亲红细胞血型抗原不相容是指

17. 新生儿溶血症又称为胎儿有核红细胞增多症的原因是

(18~19题共用备选答案)

A. *HLA-A*、*HLA-B* 和 *HLA-C* 基因

B. *HLA-E*、*HLA-F* 和 *HLA-G* 基因

C. DR、DQ、DP、DO、DM 和 DO 等亚区

D. *MICA*、*MICB*、*MICC*、*MICD* 和 *MICE*

E. *DMA*、*DMB*、*DOA*、*DOB*、*TAP*1、*TAP*2、*LMP*2 和 *LMP*7

18. 经典的 HLA-Ⅰ类基因是指

19. HLA-Ⅱ类基因区包括

(20~21题共用备选答案)

A. V_H、D_H 和 J_H 基因片段编码 V_H 氨基酸顺序

B. L_H-V_H、D_H、J_H、C_H 4种基因片段

C. J_λ 与 C_λ 的排列方式不同于 J_κ 与 C_κ

D. L-V（L_κ、L_λ、V_κ、V_λ）、J（J_κ、J_λ）、C（C_κ、C_λ）3种基因片段

E. C_H 基因片段编码 C_H 氨基酸顺序

20. 人胚系抗体重链基因的组成是

21. 人胚系抗体轻链基因的组成是

(22~23题共用备选答案)

A. 免疫球蛋白的减少或缺乏

B. T 细胞和 B 细胞均缺乏或功能缺陷

C. 吞噬细胞数量减少、游走功能障碍

D. 单个补体成分缺乏

E. 补体调控蛋白缺乏

22. 引起抗体免疫缺陷病的原因是

23. 引起联合免疫缺陷的原因是

【X型题】

24. 人的 HLA 复合体包括

A. HLA-Ⅰ类基因区

B. HLA-Ⅱ类基因区

C. HLA-Ⅲ类基因区

D. 经典的 HLA-Ⅰ类基因

25. 下面有关非经典的 HLA-Ⅰ类基因叙述正确的是

A. 包括 *HLA-E*、*HLA-F*、*HLA-G* 三个基因位点

B. 编码的 HLA-E 抗原在胎儿滋养层细胞上有较高的表达，编码的 HLA-G 抗原则仅表达在胎儿滋养层细胞上

C. 编码的 HLA-Ⅰb 抗原分子广泛存在于有核细胞表面

D. 多态性不及经典的 HLA-Ⅰ类基因

26. 下面有关 HLA-Ⅱ类基因叙述正确的是

A. 包括 DR、DQ、DP、DM 和 DO 等亚区

B. DR、DQ 和 DP 基因所编码的抗原分子分布相似，且具有高度多态性

C. DR、DQ 和 DP 基因称为经典的 HLA-Ⅱ类基因

D. DM 称为非经典的 HLA-Ⅱ类基因

27. 下列关于抗体重链基因重排的叙述正确的是

A. 抗体胚系基因重排时，轻链基因先行重排

B. 首先是1个 D_H 和1个 J_H 基因片段形成 DJ 基因片段

C. 1个 V_H 片段再与 DJ 连接，形成 VDJ 基因片段

D. 完整的有功能的抗体重链基因，从 5′端至 3′端依次为 L_H-内含子-VDJ-内含子-各 C_H 基因片段

二、名词解释

1. 主要组织相容性复合体（MHC）
2. 单倍型（haplotype）
3. 孟买型（Bombay phenotype）

三、问答题

1. 请简述两个 O 型血的人婚配，有可能会生出 A 型血子女的原因。
2. SCID 的发病机制是什么？

选择题参考答案

【A 型题】

1. D 2. B 3. C 4. D 5. A 6. C 7. B 8. D 9. D 10. B 11. A 12. A 13. B
14. E 15. C

【B 型题】

16. B 17. A 18. A 19. C 20. B 21. D 22. A 23. B

【X 型题】

24. ABC 25. ABD 26. ABCD 27. BCD

（吴　丹）

第十五章 出生缺陷

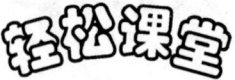

出生缺陷（birth defect）也称为先天畸形（congenital malformation），是患儿在出生时即在外形或体内所形成的（非分娩损伤所引起的）可识别的结构或功能缺陷。

第一节 出生缺陷的发病率

一、先天畸形和围产期死亡率

围产期死亡包括：妊娠 28 周后的死亡和出生 1 周死亡的婴儿。
围产期死亡中：25%～30%死于严重的结构畸形，其中 80%明确与遗传因素相关。

二、新生儿发病率

严重畸形：严重影响患者某些功能或社会接受度的畸形，发生率为 5%。
轻度畸形：没有医学上或外观上意义的畸形，发生率为 10%。

三、儿童死亡率

婴儿期 25%的死亡原因是严重畸形，1～10 岁为 20%，10～15 岁为 7.5%。

第二节 出生缺陷的临床特征

一、出生缺陷的分类

（一）简单畸形

1. 畸形（malformation） 是某一器官或器官的某一部分原发性缺失，其基本原因是发育过程中的遗传缺陷，导致发育过程的阻滞或方向错误。
2. 畸化（disruption） 是环境因子干扰了正常的发育过程导致器官或组织的异常。
3. 变形（deformation） 是一种因为不正常的机械力扭曲牵拉正常的结构所形成的缺陷。
4. 发育异常（dysplasia） 是细胞不正常地形成组织。

（二）多发性畸形

1. 序列征（sequence） 是单个因素引发的级联反应而导致的单一器官缺陷。
2. 综合征（syndrome） 是指已知致病病因，并具有一定的可识别的畸形模式。
3. 关联征（association） 是指几种畸形在发生机制上并不能用序列征和综合征发生的机制来解释。

二、出生缺陷的诊断

1. 通过羊膜囊穿刺吸取羊水分析胎儿的代谢状况、胎儿的染色体组成、基因是否有缺陷等。
2. 通过绒毛膜活检分析胚体细胞的染色体组成。
3. 在B超的引导下将胎儿镜插入羊膜腔中直接观察胎儿的体表（四肢、五官、手指、脚趾和生殖器官等）是否发生畸形，并可以通过活检钳采集胎儿的皮肤组织和血液等样本做进一步检查。
4. B型超声波检查能诊断胎儿外部畸形及某些明显的内脏畸形。
5. 将水溶性造影剂注入羊膜腔，便可在X线荧屏上观察胎儿的大小和外部畸形。
6. 脐带穿刺是在B超引导下于孕中期、孕晚期（17～32周）经母腹抽取胎儿静脉血用于染色体或血液学等各种检查。

第三节　常见的出生缺陷

一、神经管缺陷

包括脊柱裂和无脑畸胎。
病因有遗传因素（多基因遗传）和环境因素（叶酸缺乏、高热、乙醇及药物致畸等）。
产前诊断：
（1）在孕16～18周，抽取孕妇静脉血检测其血清甲胎蛋白（AFP），当受试者血清AFP值高于标准值时，则可视为阳性。
（2）孕14～18周即可做超声波检查，一般可明确诊断。
（3）当孕母血清AFP测定结果两次阳性，而B超检查不能明确诊断时应作穿刺检查，穿刺时间最佳为孕16～20周，将穿刺所取羊水进行AFP和乙酰胆碱酯酶检测。
（4）于孕20周后进行X线检查，可作为神经管缺损的补充诊断。
（5）其他实验室检查可辅助神经管缺损的诊断。

二、先天性心脏病

先天性心脏病（congenital heart disease，CHD，简称先心病）是胎儿时期心脏血管发育异常而致的畸形疾病，是少年儿童最常见的心脏病。包括房间隔缺损、室间隔缺损、法洛四联症等常见类型。
病因有：①多基因遗传所致的先心病，此类患者以心血管畸形为唯一的临床异常；②染色体畸变所致先心病；③单基因遗传的先心病。

第四节　出生缺陷的病理生理学

一、出生缺陷的发生因素

（一）遗传因素

包括染色体畸变、基因突变。

（二）环境因素

1. 生物性致畸因子　风疹病毒、妊娠前16周水痘病毒感染、巨细胞病毒、弓形虫。

2. 物理性致畸因子 离子电磁辐射、X线、放射性核素。

3. 致畸性药物 某些抗肿瘤药物、抗生素、抗惊厥药物、抗凝血药、碘化钾和 ^{131}I。

4. 致畸性化学物质 "三废"、农药、食品添加剂和防腐剂。

5. 酗酒、吸烟、吸毒、缺氧、严重营养不良。

(三) 遗传与环境因素相互作用

环境致畸因子通过引起染色体畸变和基因突变而导致出生缺陷。胚胎的遗传特性,即基因型决定和影响胚胎对致畸因子的易感程度。

在环境因素与遗传因素相互作用引起的出生缺陷中,衡量遗传因素所起作用的指标称遗传度。某种畸形的遗传度越高,说明遗传因素在该畸形发生中的作用越大。

二、致畸剂诱发发育异常的机制

(一) 影响致畸发生的因素

1. 孕妇对致畸因子的易感性,在个体之间存在着差异。
2. 胎儿发育的不同阶段,对致畸因子的感受性不同。
3. 致畸因子的作用机制有所不同。
4. 致畸因子的损伤与剂量有关,通常是剂量越大,毒性越大。
5. 致畸因子的作用后果,取决于致畸因子、母体及胎儿胎盘的相互作用如何。

(二) 致畸剂作用的机制

1. 诱发基因突变和染色体畸变。
2. 致畸物的细胞毒性作用。
3. 细胞分化过程的某一特定阶段、步骤或环节受到干扰。
4. 母体及胎盘稳态的干扰。
5. 非特异性发育毒性作用。

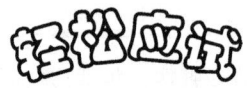

一、选择题

【A型题】

1. 出生缺陷是患儿在出生时即在外形或体内所形成的非分娩损伤所引起的
   A. 可识别的形态和结构缺陷
   B. 可识别的结构和功能缺陷
   C. 可识别和不可识别的功能缺陷
   D. 可识别和不可识别的结构缺陷
   E. 明显的结构缺陷

2. 50%自发流产发生的原因是

   A. 单基因突变
   B. 大形态结构异常
   C. 心脏结构和功能异常
   D. 染色体异常
   E. 代谢异常

3. 严重影响患者某些功能或社会接收度的新生儿畸形称为
   A. 严重畸形

B. 轻度畸形
C. 重度畸形
D. 功能性畸形
E. 结构性畸形

D. 功能性畸形
E. 结构性畸形

5. 能够引起出生缺陷的环境因素统称为
   A. 突变剂
   B. 诱变剂
   C. 致畸剂
   D. 诱导剂
   E. 微环境

4. 没有医学上或外观上意义的新生儿畸形称为
   A. 严重畸形
   B. 轻度畸形
   C. 重度畸形

【B型题】

（6~8题共用备选答案）
A. 70%
B. 50%
C. 25%
D. 20%
E. 7.5%

6. 严重的结构畸形占在婴儿期死亡原因的比例是
7. 严重的结构畸形占1~10岁儿童期死亡原因的比例是
8. 严重的结构畸形占10~15岁儿童期死亡原因的比例是

（9~12题共用备选答案）

A. 畸形
B. 畸化
C. 变形
D. 发育异常
E. 恶变

9. 发育过程中的遗传缺陷导致发育阻滞或方向错误，最终某一器官或器官的某一部分原发性缺失，这种出生缺陷称为
10. 环境因子干扰了正常的发育过程引起器官或组织的异常，导致的出生缺陷为
11. 因为不正常的机械力扭曲牵拉正常的结构所形成的缺陷是
12. 细胞不正常地形成组织导致的出生缺陷为

【X型题】

13. 围产期死亡包括胎儿和婴儿死亡，死亡时期分别为
    A. 妊娠28周后
    B. 妊娠35周后
    C. 出生后1天内
    D. 出生后1周内
    E. 出生后1个月内

14. 简单畸形类型包括
    A. 畸形
    B. 畸化
    C. 变形
    D. 恶变
    E. 发育异常

15. 多发性畸形类型包括
    A. 联合征
    B. 序列征
    C. 双关征
    D. 综合征
    E. 关联征

16. 先心病的遗传学病因主要包括
    A. 多基因遗传病
    B. 病毒感染
    C. 单基因突变
    D. 染色体畸变
    E. 药物滥用

二、名词解释

1. 出生缺陷（birth defect）
2. 畸形（malformation）
3. 畸化（disruption）
4. 变形（deformation）

5. 发育异常（dysplasia）

6. 序列征（sequence）

7. 综合征（syndrome）

8. 关联征（association）

三、问答题

1. 简述出生缺陷可分为哪些类型。
2. 简述导致出生缺陷的遗传因素。
3. 简述环境因素与遗传因素在出生缺陷发生过程中的相互作用。
4. 简述致畸剂在诱发发育异常中的 5 种常见作用机制。
5. 简述 5 大类诱发出生缺陷的环境因素。
6. 产前出生缺陷的诊断方法有哪些？

选择题参考答案

【A 型题】

1. B 2. C 3. A 4. B 5. C

【B 型题】

6. C 7. D 8. E 9. A 10. B 11. C 12. D

【X 型题】

13. AD 14. ABCE 15. BDE 16. ACD

（黄　昱）

第十六章 肿 瘤

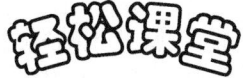

肿瘤（tumor）属于体细胞遗传病，是细胞异常增殖所形成的细胞群，包括良性和恶性两种。肿瘤的发生是遗传和环境因素共同作用的结果。

第一节 肿瘤发生的遗传学基础

肿瘤的发生具有明显的遗传基础，它们有的呈单基因遗传，有的呈多基因遗传，有的与染色体畸变有关，有的构成了遗传综合征的一部分。

一、单基因遗传的肿瘤

人类单基因遗传的肿瘤所占的比例不大。其中较为多见的有视网膜母细胞瘤、肾母细胞瘤、神经母细胞瘤、皮肤鳞癌、嗜铬细胞瘤、多发性神经纤维瘤等。

二、多基因遗传的肿瘤

一些常见的恶性肿瘤大多是多基因遗传，是遗传因素和环境因素共同作用的结果，环境因素往往起主导作用。如乳腺癌、胃癌、肺癌、前列腺癌、子宫颈癌等，患者一级亲属的患病率都显著高于群体患病率。

三、染色体畸变可能是肿瘤发生的原因，也可能是肿瘤发生的表现

大多数恶性肿瘤细胞的染色体为非整倍体，而且在同一肿瘤内染色体数目波动较大。在某种肿瘤内，如果某种细胞系生长占优势或细胞百分数占多数，此细胞系就称为该肿瘤的干系（stemline）。干系的染色体数目称为众数（model number）。细胞生长处于劣势的其他核型的细胞系称为旁系（sideline）。

如果一种异常染色体较多地出现在某种肿瘤细胞内，就称为该肿瘤细胞的标记染色体（marker chromosome）。同一个干系内的标记染色体往往相同。标记染色体是恶性肿瘤的特点之一，可分为特异性与非特异性两种。

特异性标记染色体是经常出现于同一肿瘤内的标记染色体。如慢性粒细胞性白血病（chronic myelogenous leukemia，CML）中的费城染色体（Philadelphia chromosome，Ph 小体），具有早期诊断的价值。此外，还有一些肿瘤特异的染色体标志，例如，Burkitt 淋巴瘤的 t（8；14）(q24；q32)、甲状腺瘤的 inv (10)(q11q21)、Wilms 瘤的 11p 中间缺失（11p13→p14）等。

同一种肿瘤内可能有不同的染色体异常，或同一类的染色体异常可出现于不同肿瘤中。

四、某些遗传性缺陷或疾病具有易患肿瘤的倾向性

某些遗传性缺陷或疾病具有易患某些肿瘤的倾向性，称为肿瘤的遗传易感性。

共济失调性毛细血管扩张症（ataxia telangiectasia，AT）是一种罕见的 AR 遗传病。其主要的临床表现是进行性小脑共济失调、肺部反复感染，以及眼和面部皮肤的毛细血管扩张，对射线的杀伤作用异常敏感，染色体具不稳定性，易患白血病或淋巴瘤、免疫缺陷等。

染色体不稳定性或基因组不稳定性是 Bloom 综合征患者细胞遗传学的显著特征。

着色性干皮病（xeroderma pigmentosum，XP）是一种罕见的、致死性 AR 遗传病，发生率为 1/250 000。

Fanconi 贫血症（Fanconi anemia，FA）属于 AR 遗传病，大约有 1/350 000 人发病。主要表现为各类起源于骨髓细胞的血细胞发育受阻（全血细胞减少症）。儿童期癌症发生危险高，尤其是急性白血病。在 FA 细胞中普遍存在染色体不稳定、染色体断裂等现象。

第二节　癌基因

一、癌基因是一类控制细胞正常生长与发育的基因

能够使细胞发生癌变的基因统称为癌基因（oncogene）。癌基因是由正常的原癌基因（proto-oncogene）突变而来，原癌基因是一类控制细胞增殖与分化的基因。如果原癌基因发生改变或过量表达，就会引起细胞失控性生长，最终转为恶性。

人类癌基因分为两类，一类是病毒来源的癌基因（viral oncogene），即从病毒中分离出的遗传物质可以使正常细胞发生转化而恶变。是由反转录病毒的 RNA 反转录为 DNA，这种病毒 DNA 整合到人类宿主的染色体 DNA 中进行表达。另一类是人类细胞中正常的原癌基因，又被称为细胞癌基因（cellular oncogene）。原癌基因在进化上高度保守。

细胞癌基因按照其功能不同可以分为：①生长因子受体；②信号传递蛋白；③生长因子；④核内转录因子。

二、原癌基因的突变与肿瘤发生

癌基因有以下几种激活机制（表 16-1）。

表 16-1　原癌基因激活的机制

机　制	被激活的基因类型	结　果
调节突变	生长因子基因	表达或分泌的增加
结构突变	生长因子受体，信号转导蛋白	持续的细胞增殖信号
易位，反转录病毒插入	核内癌基因	过量表达
基因扩增	核内癌基因	过量表达

（一）点突变

原癌基因中由于单个碱基突变而改变编码蛋白的功能，并出现功能变异，刺激细胞发生转化。如 Ras 基因点突变产生了能刺激细胞发生转化的异常信号转导蛋白。

（二）染色体易位

由于染色体断裂与重排导致细胞癌基因在染色体上的位置发生改变，使原来无活性或低表达的癌基因易位至一个强大的启动子、增强子或转录调节元件附近，或由于易位形成融合基因，

激活下游基因使其具有恶性转化功能。

（三）基因扩增

基因扩增可导致原癌基因的过量表达。扩增的 DNA 片段在细胞遗传学上往往以双微体（double minutes，DM）和均染区（homogeneously staining regions，HSRs）两种方式存在。前者是在染色体的某一位置上可以看到串联扩增现象，后者则是一个独立存在的小染色体。

（四）病毒诱导与启动子插入

原癌基因附近一旦被插入一个强大的启动子，如逆转录病毒基因组中的长末端重复序列（long terminal repeat sequence，LTR），也可被激活。

第三节 肿瘤抑制基因

肿瘤抑制基因也称抑癌基因（tumor suppressor gene，TSG）。自从 1986 年在人类恶性肿瘤中首次发现肿瘤抑制基因 RB 以来，目前已经发现并确认了十几种肿瘤抑制基因，例如 $p53$、RB 等。许多人类遗传性肿瘤综合征常常伴有肿瘤抑制基因的缺失或失活。

一、与视网膜母细胞瘤有关的 *RB1* 基因

RB1 基因是研究较早的一个肿瘤抑制基因。视网膜母细胞瘤是婴儿视网膜发生的恶性肿瘤，发病率约 1/20 000，大约 40% 的视网膜母细胞瘤是遗传性的，子代通过生殖细胞遗传一个突变的 *RB1* 基因，另一个正常等位基因失活则可产生肿瘤。患病的幼童大多双眼受累，表现为显性遗传及外显不全。另有约 60% 的视网膜母细胞瘤是散发性的，2 个 *RB1* 等位基因因体细胞突变而失活，发病时只表现为单侧肿瘤，发病晚。

Knudson 用二次突变假说（two-hit hypothesis）来解释视网膜母细胞瘤的遗传性与散发性。二次突变假说认为遗传性视网膜母细胞瘤家族连续传递时，已经携带了一个生殖细胞系（germ-line）的突变，再次发生体细胞突变可能性大，即产生肿瘤，所以发病年龄较早；而散发性的视网膜母细胞瘤是由于一个细胞内的两次体细胞突变而产生的，发生率较低，所以发病年龄一般较晚。

二、*p53* 等其他肿瘤抑制基因

在大多数情况下，家族性肿瘤呈常染色体显性遗传，但其发生需要相应的肿瘤抑制基因的基因座上两个等位基因的全部失活。大多肿瘤抑制基因的突变表现为隐性，符合二次突变理论。

同一个基因的缺失或失活可在多种肿瘤中发现。例如，$p53$ 基因的异常或失活在散发性肺癌、乳腺癌等细胞中均有发现。P53 和 RB1 都是一类细胞周期的调控因子，参与细胞转录、凋亡和 DNA 损伤修复等。

三、基因杂合性丢失与肿瘤发生

通过对 *RB1* 基因与遗传性视网膜母细胞瘤患者基因座附近 DNA 多态性的研究发现，患者的基因突变是由于 13q14.1-q14.2 区域的缺失或易位，正常组织细胞中该基因座是杂合的，但相同的基因座在肿瘤组织中却是纯合的，表现出杂合性丢失（loss of heterozygosity，LOH）或缺失基因的完全表现。引起 LOH 的原因有：单个等位基因的缺失、减数分裂时的重组或交换以及染色体不分离。

第四节 肿瘤的多步骤发生

肿瘤的发生是多步骤的，涉及多种相关基因包括癌基因和抑癌基因的变异。细胞癌变至少需要两种致癌基因的联合作用，每一个基因的改变只完成其中的一个步骤，另一些基因的变异最终完成癌变过程。这是肿瘤发生的多步骤损伤学说（multistep theory）的主要内容。

细胞癌变需要多个癌相关基因的协同作用，不同癌相关基因的激活与失活在时间上有先后顺序，在空间位置上也有一定的配合，是基因共同作用的结果。多步骤致癌原因除包括原癌基因的激活外，还包括病毒癌基因的整合、抑癌基因的突变或缺失，这些都是多步骤致癌过程的重要环节。癌变的本质是遗传物质或遗传信息的变化。

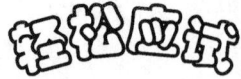

一、选择题

【A 型题】

1. 视网膜母细胞瘤的致病基因为
   A. RAS
   B. SRC
   C. RB1
   D. P21
   E. TP53

2. 以下哪种说法是正确的
   A. 一个肿瘤组织只有一个旁系
   B. 一个肿瘤组织可以有多个旁系
   C. 肿瘤的干系形成后，将始终是干系
   D. 一个肿瘤组织一般不存在干系，所有细胞染色体结构都是一致的
   E. 肿瘤是单克隆起源的，不存在多克隆性

3. 肿瘤发生的二次突变的细胞是
   A. 卵子
   B. 体细胞
   C. 原癌细胞
   D. 癌细胞
   E. 生殖细胞

4. TP53 基因定位于
   A. 16q13
   B. 17p13
   C. 17q13
   D. 13q16
   E. 13q14

5. 存在于正常细胞中，在适当环境下被激活可引起细胞恶性转化的基因是
   A. 癌基因
   B. 抑癌基因
   C. 原癌基因
   D. 抗癌基因
   E. 隐性癌基因

6. 细胞癌基因可以通过插入以下哪种调控元件而被激活
   A. 启动子
   B. 终止子
   C. 操纵子
   D. 转座子
   E. 沉默子

7. 遗传型肾母细胞瘤的临床特点是
   A. 发病早，单侧发病
   B. 发病早，双侧发病
   C. 发病晚，单侧发病
   D. 发病晚，双侧发病
   E. 发病晚，单侧或双侧发病

8. 诱发宫颈癌发生的生物因素是
   A. HBV
   B. HPV

C. HCV
D. EBV
E. ECV

9. 某种肿瘤细胞系生长占优势，此细胞系就称为该肿瘤的

   A. 干系
   B. 旁系
   C. 众数
   D. 优势细胞系
   E. 克隆演化

10. RB1 基因处于下列哪种状态才能导致肿瘤的发生

    A. 显性纯合
    B. 隐性纯合
    C. 显性纯合或杂合子
    D. 隐性纯合或杂合子
    E. 杂合状态即可

11. 以下有关癌基因与抑癌基因的说法**错误**的是

    A. 正常细胞中存在癌基因和抑癌基因的同源序列
    B. 癌基因和原癌基因来源相同
    C. 肿瘤抑癌基因依靠两个等位基因的功能获得性失活
    D. 癌基因推动细胞周期
    E. 抑癌基因抑制细胞周期

12. Li-Fraumeni 综合征的候选基因是

    A. BRCA2
    B. TP53

    C. RB1
    D. APC
    E. BRCA1

13. TP53 参与许多生物功能，**除了**以下哪一项

    A. 细胞凋亡
    B. DNA 修复
    C. 转录调控
    D. 刺激 MDM2 基因的表达
    E. GTP 结合

14. 良性肿瘤与恶性肿瘤（癌症）的重要区别是

    A. 良性肿瘤体积偏小，恶性肿瘤病灶偏大
    B. 良性肿瘤一般发生在上皮组织，恶性肿瘤一般发生在循环组织
    C. 良性肿瘤在病灶原位发生，恶性肿瘤发生转移
    D. 良性肿瘤不属于遗传病，恶性肿瘤属于遗传病
    E. 良性肿瘤属于遗传病，恶性肿瘤不属于遗传病

15. 对癌症的遗传基础描述正确的是

    A. 癌症是单基因病
    B. 癌症是由一个基因一次突变的结果
    C. 癌症是生殖细胞发生突变的结果
    D. 癌症是多个基因突变多步骤突变的结果
    E. 癌症是体细胞发生突变的结果

【B 型题】

(16～17 题共用备选答案)

A. der(8)t(8;14)(q24;q32)
B. der(22)t(9;22)(q34;q11)
C. del(13)(q14)
D. del(11)(p13)
E. del(5)(p15)

16. Ph 染色体的标记性染色体是
17. Burkitt 淋巴瘤的标记性染色体是

(18～20 题共用备选答案)

A. 亲代体细胞
B. 癌细胞
C. 子代体细胞
D. 亲代生殖细胞（卵子或精子）
E. 子代生殖细胞（卵子或精子）

18. 非遗传型视网膜母细胞瘤的第一次突变发生在
19. 遗传型视网膜母细胞瘤的第一次突变发生在
20. 肿瘤发生的二次突变学说中，第二次突变发生在

【X 型题】

21. 以下哪些是共剂失调性毛细血管扩张症的特点
    A. AR 遗传
    B. 毛细血管扩张
    C. 多基因遗传
    D. 单基因遗传
22. Fanconi 贫血症的特点有
    A. 血细胞减少
    B. 染色体不稳定
    C. 对光敏感
    D. 易患皮肤癌
23. 属于抑癌基因的有
    A. *RB1*
    B. *TP53*
    C. *MYC*
    D. *RAS*
24. 原癌基因按其产物的功能可分为如下几类
    A. 生长因子
    B. 生长因子受体
    C. 信号传递因子
    D. 核内转录因子
25. 原癌基因的激活途径包括
    A. 点突变
    B. 原癌基因扩增
    C. 启动子插入
    D. 染色体易位

26. 遗传性恶性肿瘤的共同特点为
    A. 发病早
    B. 多发或者双侧发病
    C. 恶性程度高
    D. 多半是常染色体显性遗传
27. 原癌基因的特点有
    A. 在正常的基因组中存在
    B. 正常基因组中没有功能
    C. 可以激活引起恶性肿瘤
    D. 在控制细胞增殖和分化中起作用
28. Bloom 综合征的临床表现有
    A. 高度肿瘤易感性，且多在 30 岁前发生各种肿瘤和白血病
    B. 生殖系统发育异常
    C. 免疫功能缺陷
    D. 对日光敏感
29. 染色体畸变导致细胞恶性增殖的原因有
    A. 原癌基因扩增
    B. 原癌基因突变
    C. 抑癌基因大片段缺失
    D. 原癌基因转录调节异常
30. 影响肿瘤发生的环境包括
    A. 强日光
    B. 人工辐射
    C. 化学物质
    D. 病毒

二、名词解释

1. 干系（stem line）
2. 标记性染色体（marker chromosome）
3. 癌基因（oncogene）
4. 抑癌基因（tumor suppressor gene）

三、问答题

1. 简述原癌基因的激活机制。
2. 简述二次突变学说的中心论点。
3. 简述标记染色体在临床中的意义。
4. 简述原癌基因的分类及功能。

选择题参考答案

【A 型题】
1. C 2. B 3. B 4. B 5. C 6. A 7. B 8. B 9. A 10. B 11. C 12. B 13. E

14. C 15. D

【B型题】

16. B 17. A 18. C 19. D 20. C

【X型题】

21. ABD 22. AB 23. AB 24. ABCD 25. ABCD 26. ABCD 27. ACD 28. ACD
29. ABCD 30. ABCD

（吴　丹）

第十七章 遗传病的诊断

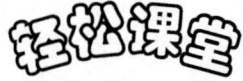

第一节 遗传病的诊断

一、遗传病诊断概述

遗传病诊断按疾病诊断的时期可分为以下三种：

1. 现症患者诊断 当患者出现一系列的临床症状之后对其进行诊断。
2. 症状前诊断 在症状出现之前确认其是否患有某种疾病。症状前治疗可以缓解症状及延缓发病时间。
3. 产前诊断（prenatal diagnosis） 也称宫内诊断，即在婴儿出生前确定其是否患有某种疾病。

二、遗传病临床诊断的主要内容

（一）病史、症状和体征

1. 病史 主要采集以下与遗传病家族聚集现象有关的项目：
（1）家族史：患者家族中，尤其是患者双亲家系成员的健康状况或患病情况。
（2）婚姻史：婚龄、婚姻次数，配偶及配偶家系健康状况，特别注意是否有近亲结婚。
（3）生育史：育龄、妊娠次数，及生育子女数和子女健康状况；有无不育不孕、流产、死产、早产、畸胎等。
2. 症状与体征 遗传病表现出的性状和可见的外部特征。在观察症状与体征时应注意以下几点：
（1）特异症候群：某种特定的遗传病其表现症状与体征不是孤立的，常常有许多相关性状并列出现。如与智力低下有关的疾病（苯丙酮尿症、半乳糖血症和一些常染色体疾病）中，苯丙酮尿症具有特殊的其他性状（体臭、毛发肤色、尿臭、智力发育不全等）而区别于其他的相关疾病。
（2）绝大多数遗传病有可见的形态学改变。
（3）大多数遗传病有早期表现，病情与生长发育情况相关。
（4）遗传病的确诊需要遗传学的特殊检测（包括基因诊断等）。

（二）家系调查与系谱分析

1. 家系调查（pedigree study） 调查患者家系中各成员的健康状态或患病情况，如对患者亲属（1、2、3级）健康状况的调查与分析。
2. 系谱分析（pedigree analysis） 是指通过调查先证者家庭成员的患病情况，画出系谱，经过回顾性分析以确定疾病是否为遗传病及遗传方式的一种方法。先证者即该家系中最早被确诊的患者。

系谱分析的主要目的为：

（1）区别遗传病与非遗传病。患者亲属发病率明显高于一般人群；血缘越近，发病率越高。

（2）区别单基因病与多基因病。单基因病为质量性状，而多基因病为数量性状，由多对基因控制。

（3）总结出此病的遗传方式，是常染色体遗传或性染色体遗传、显性遗传或隐性遗传等。

三、遗传病的临床实验诊断

（一）细胞遗传学检查

主要适用于染色体病的诊断。它可以从形态学的角度直接观察染色体数目或大的结构是否出现异常，主要方法包括染色体检查和性染色质检查两部分。

1. 染色体检查　又称为核型分析（Karyotype analysis），是确诊染色体病的主要方法之一，用于检测细胞中染色体有无数目异常或大的结构异常。

2. 性染色质检查　检测人类 X 和 Y 染色质数目有无异常的一种实验方法，主要针对两性畸形或性染色体数目异常性疾病，可作为染色体检查的一种辅助手段。当性染色体数目异常时，性染色质的数目也会随之改变。但要注意的是，由性染色质的数目不能推知细胞中性染色体的总数。染色体检测项目的材料一般有：外周血、绒毛、羊水、毛囊、活检组织等。

3. 新技术　如染色体芯片，在 DNA 水平上检测染色体微缺失/微重复等突变类型。

（二）生化检查

生化检查是指用生化手段定性或定量地分析机体中的蛋白质的活性及含量。生化检查是临床上诊断单基因病的首选方法，检测的对象包括中间代谢产物、蛋白质与酶，最常用的是代谢性疾病中酶的缺陷检测，如糖原累积综合征等遗传代谢性疾病。生化学检测项目的材料一般有：外周血、绒毛、羊水等。

（三）基因诊断

基因诊断（gene diagnosis）是利用 DNA 分析技术在分子水平上检测人类遗传病的基因缺陷的一种方法，用于诊断单基因遗传病。

基因诊断包括直接基因诊断方法和间接基因诊断方法。直接基因诊断方法是只通过分子生物学技术直接检测被检样品 DNA 是否存在突变。直接基因诊断技术主要用于致病基因已经克隆了的遗传病。由于人类基因组计划的实现，现在基因诊断技术已经发展到了二代测序、全外显子测序及全基因测序，对于未知致病基因的遗传病，也可以采用这些新的技术做直接基因诊断。而间接基因诊断方法主要是运用家系连锁分析，分析与致病基因连锁的遗传性标记物在家系中的传递，来对遗传病家系做出间接基因诊断。间接基因诊断方法主要用于致病基因还未知的情况下。随着新一代的测序技术出现，间接基因诊断方法已逐步被直接方法取代。

基因检测项目的材料：外周血、绒毛、羊水、毛囊、组织、唾液脱落细胞等。

1. 基因诊断的分子生物学技术

（1）分子杂交包括

①Southern 印迹法：即 DNA-DNA 杂交的方法，是双链 DNA 变性和具有同源序列（探针）的两条单链 DNA 复性的过程，可以检测基因缺失/重复等突变。

②限制性内切酶片段长度多态性（RELP）连锁分析（间接基因诊断方法）。

③寡核苷酸探针杂交技术：检测点突变的一种方法，可以分辨显性纯合子、杂合子、隐性纯合子等基因型，包括正向寡核苷酸探针杂交、反向寡核苷酸探针杂交方法。

（2）以PCR为基础衍生的分子生物学技术包括：

①PCR-STR（片段分析）：属于间接基因诊断方法（图17-1）。

②PCR-单链构象多态性（PCR-SSCP）：检测点突变。

③等位基因特异性PCR。

④聚合酶链反应（PCR）：测序。

（3）新一代基因分析技术：

①二代捕获技术；

②全外显子测序；

③全基因测序。

F：父亲 M：母亲 P：先证者 T：胎儿
PCT-STR连锁分析，STR位于疾病基因内含子3上

图17-1　PCR-STR连锁分析图（间接诊断方法）

2. 基因诊断的策略与方法　在遗传病的基因诊断中，应针对不同类型的遗传病采用相应的诊断方法，这样才能有效而正确地发现致病基因和检出携带者。

（1）致病基因未知或不清楚：由于对致病基因的情况了解不多，不能直接进行针对致病基因的检测，可利用连锁分析技术，借助DNA多态性遗传标记与致病基因的连锁关系，对家系做连锁分析，间接诊断疾病。用连锁分析做间接诊断的前提条件是临床诊断已经明确，且核心家系要完整。如可以采用限制性酶切片段多态性，或PCR-STR等分析。此外，也可以采用新一代的测序技术，如二代捕获测序、全外显子测序及全基因测序来检测致病基因未知的家系。

（2）缺失型突变基因检测：对于由于基因缺失突变而引起的疾病，常采用分子杂交（southern blotting）或多重PCR方法来进行基因诊断，或多重链接探针杂交PCR（MLPA）。

（3）点突变（致病基因核苷酸替换、缺失或插入）：基因点突变所致的遗传病，可采用寡核苷酸探针杂交方法、PCR-SSCP和PCR测序进行基因诊断。目前临床上主要是采用PCR-Sanger测序点突变。对于临床分型不清楚，但致病基因明确的疾病，临床多采用二代捕获技术测序寻找突变位点。

第二节　产前诊断

一、产前诊断概述

产前诊断（prenatal diagnosis）又称宫内诊断（intrauterine diagnosis），其主要任务是通过直接或间接的方法对胎儿做出是否患有某种疾病的诊断，从而降低患有严重遗传病、智力障碍及先天畸形的患儿出生率。

二、产前诊断的适应证

1. 染色体病。

2. 一些特定的酶缺陷所致的遗传代谢病。

3. 可利用基因诊断方法诊断的单基因遗传病。

4. 多基因遗传的神经管缺陷（NTD）。

5. 有明显形态改变的先天畸形，如唇腭裂等。

第十七章 遗传病的诊断

产前诊断结果出来后，医生可据此对这些高危家庭做遗传咨询，提供遗传学的建议。孕妇及家属可根据检测结果和医生的建议，做出比较合理及正确的选择。

三、产前诊断的观察技术

1. X线检测胎儿情况，目前基本不选择此检测方法。
2. 胎儿镜（fetlscope），属于有创检测。
3. 超声波，有A、B、M和超声多普勒仪，常用B超。

四、产前诊断的取材技术

1. 绒毛取样（CVS） 早期妊娠（10～12周）时进行。
2. 羊膜腔穿刺术 中期妊娠（15～17周）时进行。
3. 脐带血穿刺术 中期至晚期妊娠（26～32周）时进行。
4. 母血分离胎儿细胞。

五、产前诊断的实验室分析技术

1. 染色体检查 包括核型分析、脆性X染色体分析以及染色体芯片等。
2. 生化检查 包括甲胎蛋白（AFP）、乙酰胆碱酯酶（ACHE）、蛋白质（酶）的测定，可以初筛开放性神经管畸形或缺陷、先天愚型、地中海贫血和异常血红蛋白病等。
3. 基因诊断。

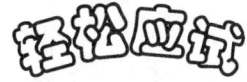

一、选择题

【A型题】

1. 染色质检查可以对下列哪种疾病进行辅助诊断
   A. 苯丙酮尿症
   B. 21三体综合征
   C. Turner综合征
   D. 18三体结合征
   E. 13三体结合征

2. 一个智力发育障碍的小孩，染色体核型显示为47，XX，+21，她可能患有
   A. 唐氏综合征
   B. 13三体综合征
   C. 18三体综合征
   D. 5p-综合征
   E. Turner综合征

3. 一患有原发性闭经的女孩，智力稍低，核型分析显示为45，X，她可能患有
   A. 唐氏综合征
   B. Turner合征
   C. 18三体综合征
   D. 5p-综合征
   E. 13三体综合征

4. 一男孩患有克氏综合征，他的核型可能是
   A. 46，XY
   B. 45，X
   C. 47，XXY
   D. 47，XX，+21
   E. 47，XYY

5. 临床上确诊苯丙酮尿症患儿的首选方法是
   A. 性染色质检查
   B. 生化检查
   C. 系谱分析
   D. 基因诊断

E. FISH

6. 家系调查最主要的目的是
   A. 了解发病人数
   B. 了解疾病的遗传方式
   C. 了解医治效果
   D. 收集病例
   E. 便于与患者联系

7. 生化检查主要针对的是
   A. 病原体
   B. DNA
   C. 微量元素
   D. 蛋白质和酶
   E. RNA

8. 携带者检出的最佳方法是
   A. 影像检查
   B. 体症检查
   C. 生化检查
   D. 基因检查
   E. 家系调查

9. 羊膜穿刺的最佳时间是在孕期的
   A. 2周
   B. 4周
   C. 11周
   D. 16周
   E. 30周

10. 绒毛取样法的缺点是
    A. 绒毛不能培养
    B. 流产风险高
    C. 周期长
    D. 取材困难
    E. 需孕期时间长

11. 基因诊断与其他诊断比较，最主要的特点在于
    A. 取材方便
    B. 针对基因结构
    C. 针对病变细胞
    D. 周期短
    E. 费用低

12. 可考虑应用基因连锁检测方法进行基因诊断的是
    A. 基因结构变化未知
    B. 点突变
    C. 基因片断缺失
    D. 表达异常
    E. 基因片断插入

13. 核酸杂交的基本原理是
    A. 转录
    B. DNA复制
    C. 变性与复性
    D. RNA剪切
    E. 翻译

14. 需做产前诊断的适应证**不包括**
    A. 曾生育过染色体病患儿的孕妇
    B. 年龄小于35岁的孕妇
    C. 曾生育过单基因病患儿的孕妇
    D. 夫妇任一方有染色体异常
    E. 神经管缺陷

15. 对孕妇及胎儿损伤最小的产前检测方法是
    A. 胎儿镜检查
    B. 绒毛取样
    C. B型超声扫描
    D. 羊膜穿刺术
    E. 脐带血穿刺

16. 在胎儿出生前，就对其做出是否患有疾病的诊断，叫做
    A. 症状前诊断
    B. 基因诊断
    C. 产前诊断
    D. 现症患者诊断
    E. 以上都不是

17. 一位孕妇第一胎生了一个21三体综合征的小孩，要排除第二胎患有同样的疾病，需要做的产前检测是
    A. 生化检查
    B. 染色体检查
    C. 基因检测
    D. B超
    E. 腹部X线检查

18. 羊水取样的时间是
    A. 孕1~3周
    B. 孕8~10周
    C. 孕15~17周
    D. 孕23~25周
    E. 孕30~32周

第十七章 遗传病的诊断

19. 绒毛取样的时间是
    A. 孕第 10~12 周
    B. 孕 15~17 周
    C. 孕 23~25 周
    D. 孕 30~32 周
    E. 孕 32~38 周
20. 有一个家庭第一胎生育了一个苯丙酮尿症患儿，要避免再次生下患儿需做的产前检查是
    A. 生化检查
    B. 染色体核型分析
    C. 基因检测
    D. B 超
    E. 腹部 X 线检查

【B 型题】

（21~23 题共用备选答案）
    A. 染色体核型分析检测染色体有无问题
    B. 基因检测先证者苯丙酮尿症致病基因有无突变
    C. 夫妇双方携带者基因分析
    D. 羊水脱落细胞对胎儿进行基因诊断
    E. 血糖检测

21. 一对夫妇第一胎生育了一个苯丙酮尿症患儿，想再生育一个孩子，前来做遗传咨询，他们现在最先应该做的是
22. 如果他们的先证者基因检测发现 PAH 基因有两个突变位点，下一步该做的是
23. 这对夫妇再次生育时，应该做的产前检查是

（24~25 题共用备选答案）
    A. 孕 10~12 周
    B. 孕 15~17 周
    C. 孕 4~8 周
    D. 孕 20~21 周
    E. 孕 32~35 周

24. 羊水穿刺的时间是
25. 绒毛膜取样的时间是

（26~30 题共用备选答案）

有一咨询者前来做遗传咨询，她家有姐妹 3 个，已婚未生育，其舅舅（排行最小，已去世）及姨妈（排行老大）的孩子（男孩，还存活）患有假肥大性肌营养不良（DMD），家里姥姥姥爷还在，她妈妈排行老二。
    A. 对咨询者妈妈做携带者基因检测
    B. 对先证者 DMD 致病基因做基因诊断
    C. 对咨询者姥姥做携带者基因检测
    D. 对咨询者或其兄弟姐妹做携带者基因检测
    E. 羊水胎儿脱落细胞做产前基因检测

26. 她想知道她家这种情况是怎么回事，首先要做的检查是
27. 如果基因检测找到了其姨妈的孩子 DMD 的致病突变，想知道她家突变基因的传递情况，现在最好做哪个携带者检测
28. 她姐妹 3 个想知道她们是否会遗传到这个突变基因，现在首先做什么
29. 她姨妈还想再次生育，需要怎么做才能排除其胎儿是否还是 DMD 患儿
30. 她们姐妹 3 个如果要生育，孕前可以做什么检测

【X 型题】

31. 染色体检查的指征有
    A. 过度肥胖
    B. 智力低下
    C. 习惯性流产
    D. 生长发育障碍
32. 可以染色体检查的材料有
    A. 羊水
    B. 毛发
    C. 活检组织
    D. 全血
33. 有下列指征者应进行产前诊断的是
    A. 夫妇之一有染色体畸变的
    B. 羊水过多的
    C. 夫妇之一有致畸因素接触史的
    D. 35 岁以上高龄的初产妇
34. 携带者可以通过下列层次水平上进行检查
    A. 临床水平
    B. 细胞水平

C. 生化水平

D. 基因水平

35. 对于单个碱基突变的检测技术，可以考虑采用

　　A. DNA 测序

　　B. PCR-ASO

　　C. PCR-SSCP

　　D. 基因芯片

36. 核酸杂交结果判断的依据是

　　A. 信号位置

　　B. 信号数量

　　C. 信号种类

　　D. 信号强度

37. 能用来做产前诊断的材料有

　　A. 羊水

　　B. 绒毛

　　C. 脐带血

D. 母血中少量的胎儿细胞

38. 有一对夫妇生了一个戈谢病的小孩，可以确诊的检测方法是

　　A. 基因诊断

　　B. 生化检测

　　C. 血常规检查

　　D. 肝肾功能检查

39. 家系分析时，需注意的事项有

　　A. 家系资料的完整性

　　B. 家系资料的可信程度

　　C. 观察指标必须相同

　　D. 家系成员有无经过治疗

40. 苯丙酮尿症的诊断可以考虑进行

　　A. 血清学筛查

　　B. 尿液检测

　　C. 染色体检测

　　D. 分子诊断

二、名词解释

1. 基因诊断（gene diagnosis）
2. 产前诊断（prenatal diagnosis）
3. 系谱分析（pedigree analysis）
4. 绒毛膜取样（chorionic villus sampling）
5. 羊膜腔穿刺（amniocentesis）

三、问答题

1. 遗传病实验室检查的主要方法有哪些？
2. 什么是产前诊断？其主要技术有哪些？
3. 产前诊断的适应证有哪些？
4. 简述遗传病诊断的主要基因诊断技术。
5. 什么是系谱分析？在做家系系谱分析时，应注意的事项有哪些？

选择题参考答案

【A 型题】

1. C 2. A 3. B 4. C 5. D 6. B 7. D 8. D 9. D 10. B 11. B 12. A 13. C 14. B 15. C 16. C 17. B 18. C 19. A 20. C

【B 型题】

21. B 22. C 23. D 24. B 25. A 26. B 27. C 28. A 29. E 30. D

【X 型题】

31. BCD 32. ACD 33. ABCD 34. ABCD 35. ABCD 36. AD 37. ABCD 38. AB 39. ABD 40. ABD

（王小竹）

第十八章 遗传病的治疗

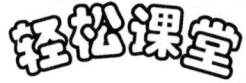

第一节 遗传病治疗的原则

1. 遗传病治疗效果的评估 由于不同类型的遗传病的发病基础和机制不同，故所采用的治疗方法也不一样。
2. 遗传病疗效的长期评估
（1）由于遗传病的特殊性，其治疗的效果需要有一个十分谨慎而长期的评价。
（2）在多基因病的治疗中既要考虑遗传条件，也要考虑到环境条件。
3. 杂合子和症状前患者的治疗 不能一概而论，需要做认真细致的考虑再作决定。
4. 遗传病治疗的策略（图18-1）
（1）针对突变基因的体细胞基因的修饰与改善。
（2）针对突变基因转录的基因表达调控。
（3）蛋白质功能的改善。

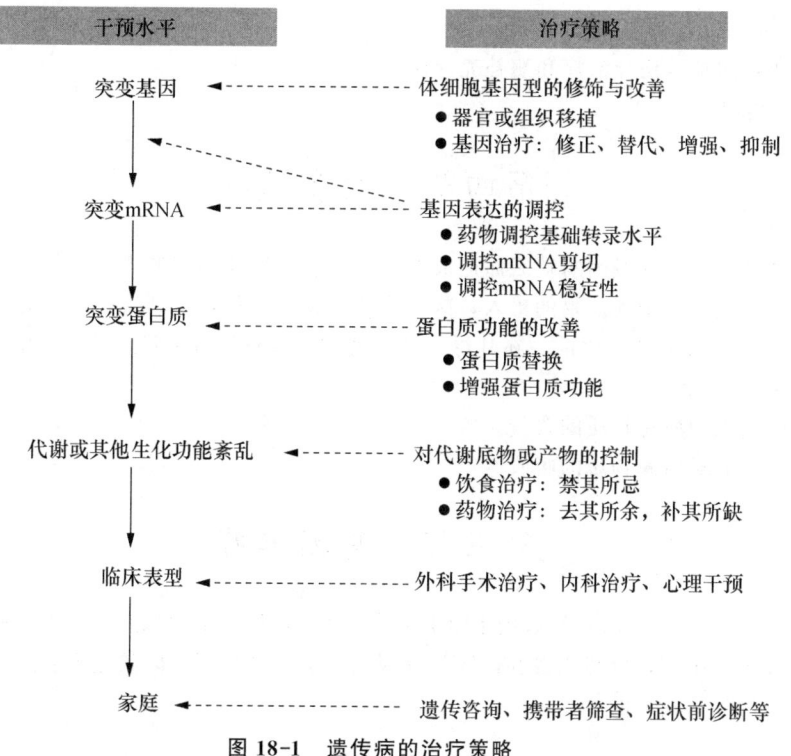

图18-1 遗传病的治疗策略

（4）在代谢水平上对代谢底物或产物的控制。

（5）临床水平的内、外科治疗以及心理治疗等。

第二节　手术治疗

1. 手术矫正治疗　对遗传病所造成的畸形可用手术进行矫正或修补。

2. 器官和组织移植　根据遗传病患者受累器官或组织的不同情况，有针对性地进行组织或器官的移植是治疗某些遗传病的有效方法。

由于成功的同种异体移植可以持续提供所缺乏的酶或蛋白质，因此，对于某些先天性代谢病可进行器官移植，从而达到治疗目的，这种移植又称酶移植（enzyme transplantation）。对患者有某些遗传病的胎儿也可进行宫内的手术治疗。

第三节　药物治疗

1. 出生前治疗　在胎儿出生前进行药物治疗可以大幅度地减轻胎儿出生后的遗传病症状。

2. 症状前治疗　采用症状前药物治疗也可以预防遗传病的病症发生而达到治疗的效果。

3. 临症患者治疗　原则：去其所余，补其所缺。

（1）去其所余

①应用螯合剂。

②应用促排泄剂。

③利用代谢抑制剂。

④血浆置换或血浆过滤。

⑤平衡清除法。

（2）补其所缺

①酶疗法：包括酶诱导治疗和酶补充疗法。

②维生素疗法。

第四节　饮食治疗

原则：禁其所忌，即对因酶缺乏而造成的底物或中间产物堆积的患者，制订特殊的食谱或配以药物，以控制底物或中间产物的摄入，减少代谢产物的堆积，达到治疗的目的。

1. 产前治疗　在胎儿出生前，在其母亲怀孕期间就进行饮食治疗，使患儿症状得到改善。

2. 临症患者治疗

（1）减少食物中所忌物质的含量。

（2）减少患者对所忌物质的吸收。

第五节　基因治疗

基因治疗（gene therapy）是运用重组DNA技术，将具有正常基因及其表达所需的序列导入到病变细胞或体细胞中，以替代或补偿缺陷基因的功能，或抑制基因的过度表达，从而达到治疗遗传性或获得性疾病的目的。

第十八章　遗传病的治疗

一、基因治疗的策略

1. 基因修正（gene correction）　是通过特定的方法如同源重组或靶向突变等对突变的 DNA 进行原位修复，将致病基因的突变碱基序列纠正，而正常部分予以保留。

2. 基因替代（gene replacement）　指去除整个变异基因，用有功能的正常基因取代之，使致病基因得到永久地更正。

3. 基因增强（gene augmentation）　指将目的基因导入病变细胞或其他细胞，目的基因的表达产物可以补偿缺陷细胞的功能或使原有的功能得到加强。

4. 基因抑制和（或）基因失活　导入外源基因去干扰、抑制有害的基因表达。利用反义技术（antisense technology）封闭某些特定基因的表达，以达到抑制有害基因表达的目的。反义技术是反义核酸（RNA 或 DNA）技术、ribozyme 技术及反义 ribozyme 的总称。

二、基因治疗的种类

1. 基因治疗根据靶细胞的类型可分为生殖细胞基因治疗和体细胞基因治疗。

2. 基因转移的途径有两类：一类是 in vivo，称为直接活体转移；另一类为 ex vivo，称为回体转移。前者指将含外源基因的重组病毒、脂质体或裸露的 DNA 直接导入体内。后者指外源基因克隆至一个合适的载体，首先导入体外培养的自体或异体（有特定条件）的细胞，经筛选后将能表达外源基因的受体细胞重新输回受试者体内。

三、基因治疗的方法

（一）目的基因的转移

1. 物理方法

（1）直接注射法：在显微镜直视下，离体向靶细胞核内注射外源基因，并使其在靶细胞内得以表达。

（2）电穿孔法（electroporotion）：将靶细胞置于高压脉冲电场中，通过电击使细胞产生可逆性的穿孔，周围基质中的 DNA 可渗进细胞。

（3）微粒子轰击法（microparticle bombardment）：利用亚微粒的钨和金能吸附 DNA，将它包裹起来形成微粒，通过物理途径（一般应用可调电压产生的轰击波）使它获得很高的速度即基因枪技术，微粒瞬间即可进入靶细胞，达到了转移基因的目的，而又不损伤靶细胞原有的结构。

2. 化学法　应用磷酸钙沉淀法改变细胞膜通透性，以加强细胞从培养液中摄取外源 DNA。

3. 膜融合法　利用人工脂质体或红细胞影泡、微细胞、原生质球等（如人工脂质体）通过与靶细胞融合或直接注射到病灶区，令其内含的外源基因表达，可达到基因治疗的目的。

4. 受体载体转移法　将含有目的基因的重组质粒和某些细胞表面受体能识别的特异性多肽（配体）形成复合物，可通过细胞内吞途径达到转移基因的目的，这种方法可使外源基因在活体内导向特异类型的细胞。

5. 同源重组法（homologous recombination）　将外源性目的基因定位或原位修补，导入的外源基因和染色体上的基因在同源顺序间发生重组而插入染色体，这样外源基因不是随机地而是专一地整合到靶细胞的特定位点，取代原位点上的缺陷基因。

6. 病毒介导转移法（viral mediated gene transfer）　通过转换方式完成基因转移，即以病毒为载体，将外源目的基因通过基因重组技术，组装于病毒上，让这种重组病毒去感染受体宿主细胞，这种病毒称为病毒运载体（viral vector）。目前有两类病毒可以作为载体：

(1) 逆转录病毒（retrovirus）：其优点是：①具有穿透细胞的能力，其转染率可达100％；②宿主范围广，可同时感染大量细胞并长期停留。③病毒基因和它所载的外源基因都能表达。

缺点是：①病毒基因容量有限，一般插入片段只能在7 kb左右；②病毒随机插入靶细胞基因组中，因病毒具有强大的启动子和增强子，能使插入位点附近的基因过度表达或失活；③由于病毒自身含有病毒蛋白和癌基因，可使宿主细胞感染病毒和致癌。

(2) DNA病毒（DNA virus）：如腺病毒、复制缺陷的腺病毒等。其优点是：①插入DNA较长；②不需要正在分裂的靶细胞；③可以原位感染；④病毒滴度高；⑤由于腺病毒载体一般不会整合到宿主的基因组中，从而大大减少了插入突变的危险。

（二）靶细胞的选择

转基因治疗中的靶细胞选用应该是在体内能保持相当长的寿命或者具有分裂能力的细胞，这样才能使被转入的基因能有效地、长期地发挥"治疗"作用，如骨髓细胞、肝细胞、神经细胞、内皮细胞、肌细胞等。

（三）反义寡核苷酸技术

应用DNA和RNA的碱基互补，可形成同源和异源双链的原理将这些突变基因转录的mRNA（DNA）阻断在翻译（或转录）前，使症状得到改善，即人为地制成反义核酸，使其和mRNA互补结合，阻止其翻译成蛋白质而达到治疗疾病的目的。目前常用的就是将人工合成的反义寡核苷酸导入细胞，使它识别并结合到靶mRNA上，从而使之灭活。

（四）三链形成寡核苷酸（triplex-forming oligonucleotides，TFO）

TFO是一段DNA或RNA寡核苷酸在DNA大沟中以Hoogsteen氢键与DNA高嘌呤区结合，形成三链结构。TFO可与启动子区或结构基因结合而抑制基因转录。

（五）核酶与核酶介导的反式剪接

核酶（ribozyme）是由RNA构成的具有催化功能的酶，可以作为基因表达和病毒复制的抑制剂，在肿瘤和HIV感染的基因治疗中有广泛的应用。这里主要介绍核酶介导的反式剪接对RNA的修复。反式剪接的mRNA是来自不同的两条pre-mRNA。反式剪接分两种类型；四膜虫Ⅰ类核酶（tetrahymena group Ⅰ ribozyme）介导的反式剪接与剪接体介导的反式剪接。这两种反式剪接在体内及体外都可用正常基因外显子替代突变的外显子，从而达到RNA水平修复缺陷基因的效果。

（六）RNA干扰（RNA interference）

双链RNA（dsRNA）介导的转录后基因沉默（post-transcription gene silencing，PTGS）现象称为RNA干扰，简称为RNAi。若应用RNA干扰基因治疗，可望显著抑制致病基因的表达，可能为基因治疗的研究提供一个新途径。

（七）"自杀基因"疗法

将编码某种酶的基因（自杀基因）转染到肿瘤细胞中，然后用药物来杀死细胞。

（八）多抗药基因疗法

分离患者的造血干细胞，将多抗药性（MDR）基因从体外转导进去，使这种干细胞获得多药耐药性，再回输给患者，使得由此类被修饰的干细胞繁衍的白细胞具有多药耐药性，而肿瘤细胞未获得 MDR 基因，不具备耐药性或耐药性较差，这样在加大化疗剂量或在持续较长时间化疗的情况下，可大量杀死肿瘤细胞而白细胞较少受损，以此达到治疗肿瘤的目的。

(九) 抑癌基因疗法

将正常的野生型抑癌基因导入肿瘤细胞以代替和补偿有缺陷的抑癌基因，从而抑制肿瘤的生长或逆转其表型。

四、适于基因治疗的遗传病

- 成功的基因治疗的必要条件是：①选择合适的疾病；②掌握该病分子缺陷的本质；③矫正遗传病的治疗（或正常）基因得到克隆；④克隆基因的有效表达；⑤克隆基因的有效调节；⑥可利用的动物模型。
- 疾病基因治疗的价值估价：①人群中的发生率；②疾病对患者的危害性；③患者对家庭和社会的影响；④其他治疗方面的可用性。

五、基因治疗的临床应用

1. 遗传病
   (1) 腺苷脱氨酶（adenylate deaminase，ADA）缺乏症
   (2) 血友病 B
   (3) 囊性纤维化（cystic fibrosis，CF）
   (4) α_1-抗胰蛋白酶缺乏症
   (5) LDL 受体缺乏
2. 免疫缺陷
3. 肿瘤的基因治疗
- 对宿主细胞的修饰包括：
  - 将一些对细胞毒药物有抗性的基因转移至造血前体细胞以降低治疗药物对骨髓的毒性，这样就可以用高剂量的药物杀伤肿瘤细胞而不破坏骨髓细胞。
  - 涉及免疫系统，如果抗肿瘤应答（如 CTL、TIL 等）已经存在，导入细胞因子的基因有可能扩大抗肿瘤效应。
- 对肿瘤细胞的修饰是达到以下三个目标：
  - 改正肿瘤细胞的基因突变，降低其生长率，诱导肿瘤消退。
  - 导入酶药物前体（pro-drug），形成肿瘤特异的敏感性。
  - 导入目的基因以增强肿瘤的免疫原性，从而被机体的免疫系统所识别。
4. 获得性免疫缺陷综合征（艾滋病）的基因治疗
5. 乙型肝炎的基因治疗
6. 血管疾病的基因治疗

六、转基因治疗的问题与危险性

- 问题
  - 导入基因的持续表达
  - 导入基因的高效表达
- 危险性：安全性问题是基因治疗临床试验前应该首先重视的问题。虽然已有的临床试验还未

出现野生型病毒感染现象,但逆转录病毒基因转移系统的安全性问题仍然必须重视;另外,目前基因治疗研究尚未发展到重点整合、置换有缺陷或有害基因这一阶段,治疗基因在基因组中随机整合,有可能激活原癌基因或失活抑癌基因,而引起细胞恶性转化。
- 转基因治疗的伦理学争论:体细胞的转基因治疗并没太多的争议,而生殖细胞或受精卵的遗传操作就必须谨而慎之。

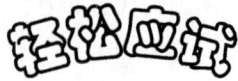

一、选择题

【A 型题】

1. 通过特定的方法对突变的 DNA 进行原位修复,将致病基因的突变碱基序列纠正,保留正常部分的方法是
   A. 基因替代
   B. 基因增强
   C. 基因修正
   D. 基因抑制
   E. 基因失活

2. 去除患者整个变异基因,用正常基因取代之,使致病基因得到永久更正的方法是
   A. 基因替代
   B. 基因增强
   C. 基因修正
   D. 基因抑制
   E. 基因失活

3. 将目的基因导入病变细胞,目的基因表达产物可以补偿缺陷细胞的功能或使原有的功能得到加强,这种方法是
   A. 基因替代
   B. 基因增强
   C. 基因修正
   D. 基因抑制
   E. 基因失活

4. 利用反义技术封闭某些特定基因的表达以达到抑制有害基因表达目的的方法是
   A. 基因替代
   B. 基因增强
   C. 基因修正
   D. 基因抑制
   E. 基因修复

5. 将含外源基因的重组病毒、脂质体或裸露的 DNA 直接导入体内,这种基因转移的途径为
   A. 回体转移
   B. 间接活体转移
   C. 直接活体转移
   D. 离体转移
   E. 在体转移

6. 外源基因克隆至一个合适的载体,首先导入体外培养的自体或异体的细胞,经筛选后将能表达外源基因的受体细胞重新输回受试者体内,这种基因转移的途径为
   A. 回体转移
   B. 间接活体转移
   C. 直接活体转移
   D. 离体转移
   E. 在体转移

【B 型题】

(7~11 题共用备选答案)
   A. 应用螯合剂
   B. 应用促排泄剂
   C. 利用代谢抑制剂
   D. 血浆过滤
   E. 平衡清除法

7. 把一定的酶制剂注入血液以清除底物,组织中沉积物可不断进入血液而被清除,周而复始,以达到逐渐去除"毒物"的目的治疗是

第十八章 遗传病的治疗

8. 青霉胺治疗肝豆状核变性（Wilson 病）的治疗是

9. 用别嘌呤醇（allopurinol）治疗原发性痛风和 Lesch-Nyhan 综合征的治疗是

10. 考来烯胺（cholestyramine）治疗家族性高胆固醇血症的治疗是

11. 将家族性高胆固醇血症患者的血液引入含肝素-琼脂糖小球和氯化钙的输血瓶内混匀，使患者血中的低密度脂蛋白（LDL）与肝素等形成难以通过滤器的不溶性复合物，当回输时不能通过滤器进入患者体内，这种治疗是

【X 型题】

12. 下列用于遗传病的治疗策略是
   A. 针对突变基因的体细胞基因的修饰与改善
   B. 针对突变基因转录的基因表达调控
   C. 蛋白质功能的改善及在代谢水平上对代谢底物或产物的控制
   D. 临床水平的内、外科治疗以及心理治疗等

13. 下列可用于遗传病的治疗方法是
   A. 手术治疗
   B. 药物治疗
   C. 饮食治疗
   D. 基因治疗

14. 对遗传病的药物治疗，根据实施过程的阶段可分为
   A. 出生前治疗
   B. 饮食治疗
   C. 症状前治疗
   D. 临症患者治疗

15. 基因治疗根据靶细胞的类型可分为
   A. 干细胞基因治疗
   B. 离体细胞基因治疗
   C. 生殖细胞基因治疗
   D. 体细胞基因治疗

二、名词解释

1. 酶移植（enzyme transplantation）
2. 基因治疗（gene therapy）
3. 基因修正（gene correction）
4. 基因替代（gene replacement）
5. 基因增强（gene augmentation）

三、问答题

1. 遗传病的发病从基因突变到临床表现涉及多个生化和生理过程，其治疗策略至少包括哪五个主要的部分？
2. 简述遗传病药物治疗的两个主要原则，并举例说明。
3. 简述遗传病饮食疗法的原则，并举例说明。
4. 根据宿主病变的不同，基因治疗的策略主要可分为四种，请简述这四种策略的基本原理。
5. 逆转录病毒载体在基因治疗中的优点和缺点分别是什么？

选择题参考答案

【A 型题】
1. C 2. A 3. B 4. D 5. C 6. A

【B 型题】
7. E 8. A 9. C 10. B 11. D

【X 型题】
12. ABCD 13. ABCD 14. ACD 15. CD

（黄　昱）

第十九章 遗传咨询

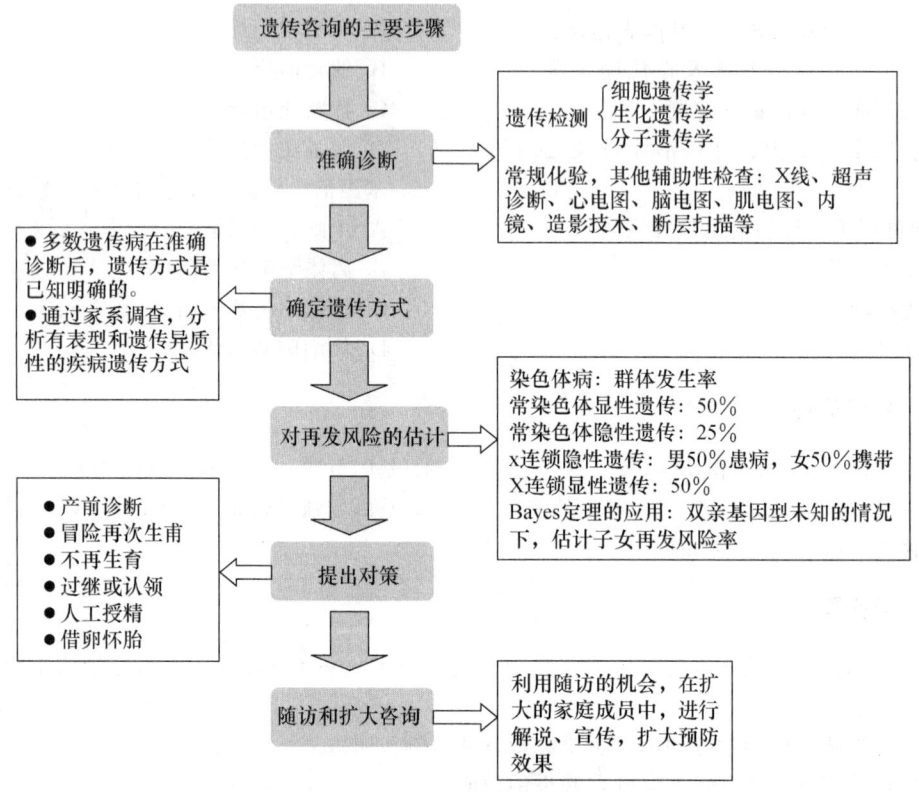

图 19-1 遗传咨询的主要步骤

遗传咨询（genetic counseling）也称为"遗传商谈"，是应用遗传学和临床医学的基本原理和技术，与遗传病患者及其亲属以及有关社会服务人员讨论遗传病的发病原因、遗传方式、诊断、治疗和预后等问题，解答来访者所提出的有关遗传学方面的问题，并在权衡对个人、家庭、社会的利弊的基础上，给予婚姻、生育、防治、预防等方面的医学指导。

遗传咨询的目的：确定遗传病患者和携带者，并对其后代患病的危险率进行预测，以便商谈应采取的预防措施，减少遗传病患儿的出生，降低遗传病的发病率，提高人群遗传素质和人口质量。

第一节 遗传咨询的临床基础

一、一些常见的遗传咨询问题

1. 遗传咨询的种类及内容 ①婚前咨询；②产前咨询；③一般咨询。

2. 遗传咨询门诊和咨询医师 遗传咨询一般是在遗传医学中心和综合性医院附设的遗传咨询门诊进行。遗传咨询是一项复杂的工作，要有效地进行整个咨询过程，需要有较高素质的医生。遗传咨询医师是指由临床各科医生与医学遗传学专家人员共同组成一支队伍，共同来承担这一工作。遗传咨询医师应该具备的能力和素质包括：

(1) 对遗传学的基本理论、原理、基本知识有全面的认识与理解。

(2) 掌握诊断各种遗传病的基本技术：临床诊断、酶学诊断、细胞遗传学诊断和基因诊断等。

(3) 能熟悉地运用遗传学理论对各种遗传病进行病因分析，确定遗传方式，对各种遗传病进行再发风险的计算等。

(4) 需要掌握某些遗传病的群体资料，包括群体发病率、基因频率、携带者频率和突变率，才能正确估计复发风险。

(5) 对遗传病患者及其家属在咨询商谈的过程中要热情、耐心，具有同情心，进行详细的检查、正确的诊断，尽可能给予必要的诊疗。对患者及其家属耐心地从心理上给予开导，帮助患者减轻痛苦和精神上的压力。

3. 有一定条件的实验室和辅助检查手段 实验室除一般医院常规化验外，还应有细胞遗传学、生化遗传学及分子遗传学等方面的检测。辅助性检查手段包括X线、超声诊断、心电图、脑电图、肌电图、各种内镜、造影技术、断层扫描等。

4. 有各种辅助性工作基础 有各种辅助性工作基础，例如病案的登记，特别是婚姻史、生育史、家族史（包括绘制系谱图）的记录和管理；产前诊断必需的绒毛、羊水、胎血采集技术的配合；以及处理阶段所需的避孕、流产、绝育、人工授精等手段。

二、遗传咨询的主要步骤

1. 准确诊断
2. 确定遗传方式
3. 对再发风险的估计
4. 提出对策 ①产前诊断；②冒险再次生育；③不再生育；④过继或认领；⑤人工授精；⑥借卵怀胎。
5. 随访和扩大咨询 利用随访的机会，在扩大的家庭成员中，进行解说、宣传，扩大预防效果。

第二节 遗传病再发风险率的估计

再发风险率又称为复发风险率，是曾生育过一个或几个遗传病患儿，再生育该病患儿的概率。

一、遗传病再发风险率的一般估计

原则：染色体病和多基因病以其群体发病率为经验危险率，只有少数例外。单基因病则根据孟德尔规律做出再发风险的估计。

（一）染色体病再发风险的估计

染色体病一般均为散发性，其畸变主要发生在亲代生殖细胞的形成过程中，因此再发风险率实际上就是经验危险率或称群体发生率。临床上很少见到一个家庭中同时出现2个或2个以上染色体病患者。也有例外的情况，如双亲之一为平衡易位携带者或嵌合体，子代就有较高的再发风险率。

还应注意的是，大多数三体综合征的发生与母龄呈正相关，即随着母亲年龄增大，三体综合征的再发风险率也随之增大。

（二）常染色体显性遗传：再发风险为50%

1. 外显率　指杂合子中的显性基因或纯合体中的隐性基因所产生的可检出遗传病百分率，其中包括完全外显和不完全外显。当外显率降低时会造成许多遗传病与孟德尔分离律的预期值不相符，计算再发风险时应进行校正。若外显率为K，则子女患病概率为1/2K。

2. 新的突变　此患者的子代再发风险率为50%。

（三）常染色体隐性遗传：再发风险为25%

患者的子女再发风险：
- 患者的配偶如为正常的纯合子，则子女均为杂合子，为外表正常的隐性致病基因的携带者。
- 患者的配偶如为杂合子，则子女有50%的再发风险率。
- 患者配偶如为同类疾病患者，则其子代通常均会发病。例外：具有遗传异质性隐性遗传病的同病患者结婚，如果两人病理基因在不同基因座上，则其子代在两个基因座上均为杂合子，不会患病。

（四）X连锁隐性遗传

杂合子女性与正常男性婚配，后代中男孩有1/2可能患病，女孩不发病，但有1/2为携带者；正常女性与男性患者婚配，后代中男孩均不患病，女孩均为携带者。

（五）X连锁显性遗传

男性患者与正常女性婚配所生子女中，男孩都正常，女孩都发病；女性患者与正常男性婚配所生子女各有1/2可能发病。

二、Bayes定理在遗传病再发风险率评估中的应用

Bayes定理（逆概率定律）：是后概率等于单项前概率乘以条件概率除以各单项前概率乘以条件概率的总和。

应用：在双亲之一或双方的基因型未知的情况下，估计未发病子女或以后出生子女的再发风险率，从而使遗传咨询结果更为准确。

第三节　遗传病的群体筛查

新生儿筛查（neonatal screening）是对已出生的新生儿进行某些遗传病的症状前的诊断，是出生后预防和治疗某些遗传病的有效方法。进行新生儿筛查的这些疾病发病率高、危害大，早期

治疗可取得较好的疗效。

一、新生儿筛查

新生儿筛查一般是用静脉血或尿作为材料。
1. 用细菌抑制法筛查苯丙酮尿症。
2. 嗜菌体抗性检测法筛查半乳糖血症。
3. 用血斑滤纸的提取液筛查家族性甲状腺肿。

二、杂合子筛查

杂合子是指表型正常，但带有致病遗传物质（致病基因或染色体畸变）的个体，能传递给后代使之患病的个体。一般包括：带有隐性致病基因的个体（杂合子）；带有平衡易位染色体的个体，带有显性致病基因而暂时表现正常的顿挫型或迟发外显者。

携带者筛查是指当某种遗传病在某一群体中有高发病率，为了预防该病在群体中的发生，采用经济实用、准确可靠的方法在群体中进行筛查，筛出携带者后则进行婚育指导，即可达到预期目标。

三、产前诊断

产前诊断又称宫内诊断（intrauterine diagnosis），是对胚胎或胎儿在出生前是否患有某种遗传病或先天畸形做出准确的诊断。

1. 产前诊断的适应证选择原则：一是有高风险和危害较大的遗传病；二是目前已有对该病进行产前诊断的手段。
2. 产前诊断的实验室检查包括：胎儿形态特征检查、生物化学检查、染色体分析、DNA分析来进行诊断。

第四节　遗传与优生

优生科学（eugenic sciences）是研究使用遗传学的原理和方法以改善人类遗传素质的科学。使人类能够获得体质健康、智力优秀的后代为目的。

一、"优生"意识由来已久

二、优生学发展的"误区"

三、优生和优育

- 优生是强调"生"得"优"，其重点内容是减少出生缺陷。侧重于改善人类的基因型。
- 优育强调"育"得"优"，其工作范围包括从受精以后的全部胚胎发育过程直到分娩后婴幼儿的保育。着眼于表现型的正常表达。广义的优育工作还应包括良好的家庭教育、学校教育和社会教育。
- 优育的研究分为"优境学""优形学"和"优心学"等三个方面。
- 优境学（euthenics）研究如何改善人类的物理、生物和社会的环境条件，从而保证个体的体格和智力得以健康发展，其主要内容包括孕期医学、围生期医学、婴幼儿保健和幼儿教育等。
- 优形学（euphanics）是利用药物和手术等医疗手段来治疗遗传病及矫正畸形，以达到补偿和挽救某些有遗传病的个体。如筛查苯丙酮尿症患儿，给予饮食控制治疗，使之智力达到正常水平；给糖尿病患者定期注射胰岛素；用激素改善第二性征发育不良以及手术治疗先天性幽门狭窄、唇裂等。目前，在某些临床研究单位已经成功地进行了某些畸形胎儿的宫内手术。此外，优形学主张改善环境条件控制表型的形成，如有人主张，在胚胎期或婴儿期，通过加强母体或新生儿的营养有可能使胎儿或婴儿的脑细胞增殖多一些，从而在基因型不变的情况下，使婴儿的智力加强。可是优形学只能改善其表现型而仍不能改变其遗传基因型。

- 优心学（eupsychics）主要研究内容为下述两个方面：首先是保证孕妇在怀孕过程中，保持良好的心理状态；其次是研究怎样培养幼儿有健全的心理状态和优美的行为。

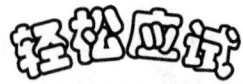

一、选择题

【A型题】

1. 染色体和多基因病的遗传病再发风险估计的经验危险率是
   A. 孟德尔遗传规律
   B. 群体发病率
   C. 家系内平均发病率
   D. 临床诊断率
   E. 咨询医生个人经验值

2. 单基因遗传病的再发风险估计的计算依据是
   A. 孟德尔遗传规律
   B. 群体发病率
   C. 家系内平均发病率
   D. 临床诊断率
   E. 咨询医生个人经验值

3. 经调查人群中苯丙酮尿症（AR）的发病率为0.0001，表兄妹婚配后代患病风险是人群中随机婚配后代患病风险的倍数是
   A. 6.25
   B. 7.19
   C. 4
   D. 5
   E. 6

4. 有一对健康夫妇现已怀孕，夫妇双方都有一同胞患有苯丙酮尿症（AR），因此前来咨询，他们的孩子患此病的可能性为
   A. 1/2
   B. 1/3
   C. 1/4
   D. 1/8
   E. 1/9

【B型题】

（5~9题共用备选答案）
A. 1/2
B. 1/4
C. 1/2×外显率
D. 1/3
E. 群体发病率

5. 一个孕妇的染色体核型经检测结果是：（45，XX，−14，−21，+t（14q21q）），如果她能顺利生产的话，她的孩子患病的概率是

6. 一个携带有小脑共济失调症3型（SCA3，常染色体显性遗传病）致病基因，但是尚未发病的育龄女性，她的后代的再发风险是

7. 一对夫妇中，丈夫家族中有腓骨肌萎缩症（常染色体显性，外显不全）患者，经检测其本人携带致病基因突变（PMP22基因重复突变），他们的后代患病的概率是

8. 一对健康夫妇曾生育过一个患有Rett综合征（X连锁显性）的女孩，他们再次生育

第十九章 遗传咨询

的后代患病的风险是

9. 一对健康夫妇，头胎为单纯性白化病（常染色隐性）患者，他们生育二胎时的再发风险是

【X型题】

10. 常见的遗传咨询可能包括的种类和内容有
    A. 婚前咨询
    B. 产前咨询
    C. 遗传病症状前咨询
    D. 遗传病治疗咨询
    E. 与不孕不育有关的生育咨询

11. 产前诊断适应证的选择原则包括
    A. 有高风险和危害较大的遗传病
    B. 可以明确计算再发风险的遗传病
    C. 目前已有对该病进行产前诊断的手段
    D. 有疑似致病基因的遗传病
    E. 目前已有较好治疗效果的遗传病

12. 产前诊断的实验室检查包括
    A. 胎儿形态特征检查
    B. 生物化学检查
    C. 染色体核型分析
    D. 基因突变分析
    E. 肌电图检查

13. 优育强调"育"得"优"，其研究所包含的三个方面是
    A. 优教学
    B. 优境学
    C. 优形学
    D. 优心学
    E. 优养学

14. 我国列入新生儿筛查的疾病包括
    A. 白血病
    B. 家族性甲状腺肿
    C. G6PD缺乏症（南方地区）
    D. 血友病
    E. 苯丙酮尿症

二、名词解释

1. 遗传咨询（genetic counseling）
2. 新生儿筛查（neonatal screening）
3. 产前诊断（prenatal diagnosis）
4. 优生科学（eugenic sciences）
5. 优境学（euthenics）
6. 优形学（euphanics）
7. 优心学（eupsychics）

三、问答题

1. 一个高素质的遗传咨询医师应该具备哪五方面的能力和素质？
2. 简述遗传咨询的五个主要步骤。
3. 一对夫妇曾经生育过一个进行性肌营养不良（DMD）的患儿，经检测患儿的母亲为致突变基因的携带者。他们来到遗传咨询门诊，如果你是遗传咨询师，你会如何计算再发风险？你会给他们提供哪些再次生育的对策建议？
4. 一对夫妇带着他们的第一个孩子来到遗传咨询门诊，孩子智力落后，先天愚型面容，当地医生怀疑是唐氏综合征（Down Syndrome）。你会如何询问父母家族史、生育史？你会建议患儿和父母做何种检查？这些检查一般会出现哪些结果？其相应的再发风险是多少？
5. 什么是产前诊断？其适应证的选择原则是什么？主要的实验室检查包括哪几类方法？

选择题参考答案

【A型题】

1. B 2. A 3. B 4. E

【B 型题】

5. D 6. A 7. C 8. E 9. B

【X 型题】

10. ABCDE 11. AC 12. ABCD 13. BCD 14. BCE

(黄　昱)